按摩解剖書

14部位×瑞典式按摩手法，巧妙釋放深層疼痛

艾比・埃爾渥斯博士
佩吉・奧特曼 ⋯⋯⋯⋯⋯⋯⋯ 著
Dr. Abby Ellsworth and Peggy Altman

賴孟怡 ⋯⋯⋯⋯⋯⋯⋯⋯⋯ 譯

Massage Anatomy

國家圖書館出版品預行編目(CIP)資料

按摩解剖書/艾比·埃爾渥斯(Abby Ellsworth),
佩吉.奧特曼(Peggy Altman)著;賴孟怡譯. -- 三
版. -- 新北市:木馬文化事業股份有限公司出版:
遠足文化事業股份有限公司發行, 2021.05
160 面; 公分
譯自:Massage anatomy
ISBN 978-986-359-894-7(平裝)

1.按摩 2.人體解剖學
413.92   110004632

按摩解剖書
Massage Anatomy

作　　　者 ◎ 艾比·埃爾渥斯博士、佩吉·奧特曼　Dr. Abby Ellsworth and Peggy Altman
譯　　　者 ◎ 賴孟怡

副 社 長 ◎ 陳瀅如
總 編 輯 ◎ 戴偉傑
主　　　編 ◎ 李佩璇
封面設計 ◎ 黃鈺茹
行銷企畫 ◎ 陳雅雯

出　　　版 ◎ 木馬文化事業股份有限公司
發　　　行 ◎ 遠足文化事業股份有限公司
地　　　址 ◎ 231新北市新店區民權路108-4號8樓
電　　　話 ◎ (02)2218-1417
傳　　　真 ◎ (02)2218-0727
E m a i l ◎ service@bookrep.com.tw
郵撥帳號 ◎ 19588272木馬文化事業股份有限公司
客服專線 ◎ 0800-221-029
法律顧問 ◎ 華洋法律事務所　蘇文生律師
印　　　刷 ◎ 通南彩色印刷有限公司

初　　　版 ◎ 2011年5月
二　　　版 ◎ 2018年6月
三　　　版 ◎ 2021年5月　　三版三刷 ◎ 2024年6月
定　　　價 ◎ 400元

按摩 解剖書

Massage Anatomy

by Dr. Abby Ellsworth with Peggy Altman
艾比‧埃爾渥斯博士、佩吉‧奧特曼／著

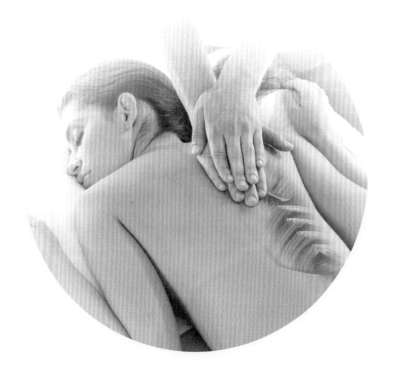

目錄 CONTENTS ▶

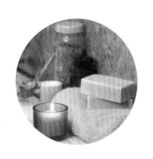

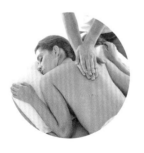

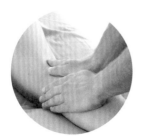

序 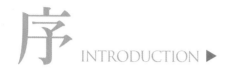 INTRODUCTION ▶

誰不喜愛一場舒適又有益身心健康的按摩呢？

只可惜，預約專業的按摩師既耗時，費用又相當可觀。但假若你擁有專業技巧，可以待在家裡和親愛的家人互相按摩，而你的按摩手法幾乎可媲美專業按摩師，這何嘗不是件令人雀躍欲試的事呢？

這就是《按摩解剖書》想要帶給您的愉悅體驗。這本詳細的按摩指引書，將提供居家按摩所需的全部資訊。

書中所示範的為瑞典式的基礎按摩推拿技法。包含一系列的按摩手法，推拿動作，以及運用在肌肉上的摩擦長推方式（之後章節會有更詳盡的解說）。我們的按摩宗旨是要放鬆緊繃的肌肉，加強關節的活動幅度，解放壓力，促進身體循環。

您可以靈活運用《按摩解剖書》，當時間不足以進行全身按摩時，便能挑選書中的幾項技巧，自行創造出快速的推拿療程。舉例來說，也許你的配偶一整天長時間站立或行走，回到家後，你便可以應用書中的引導說明，為她進行足部按摩。或是你的朋友正為頭痛所苦，那亦可著重在頭部肩頸的推拿。

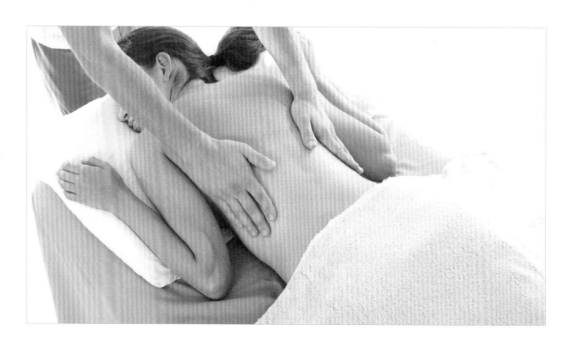

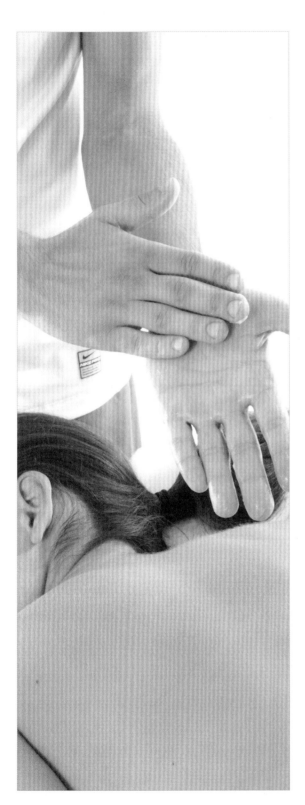

▶ 按摩紓壓的效用

按摩療法已證明能夠有效的舒緩解
除許多因為焦慮或緊張性頭痛所產
生的問題。下列所舉出的情況僅是
少數 。

* 請記得，部分不適的狀況仍需要專業的
按摩治療才能達到改善的效果。

· 過敏
· 焦慮和壓力
· 關節炎（骨關節炎和類風濕關節炎）
· 哮喘
· 支氣管炎
· 腕管綜合症
· 慢性背痛
· 沮喪
· 纖維肌痛 / 全身無力
· 失眠
· 下背痛
· 肩痛
· 鼻竇炎
· 運動傷害
· 緊張性頭痛

《按摩解剖書》以基礎按摩做為開端。本書涵蓋專家針對按摩空間設置的建議，所需的工具，紓壓氛圍的營造，最適合的精油。書中帶您從背部，到腿部，雙足，腹部，胸部，最後再以臉部及頭部放鬆按摩做結束，這絕對可比擬任何專業的按摩治療師。

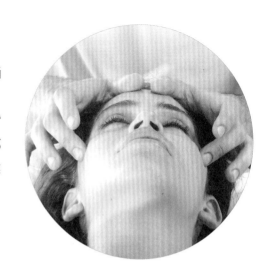

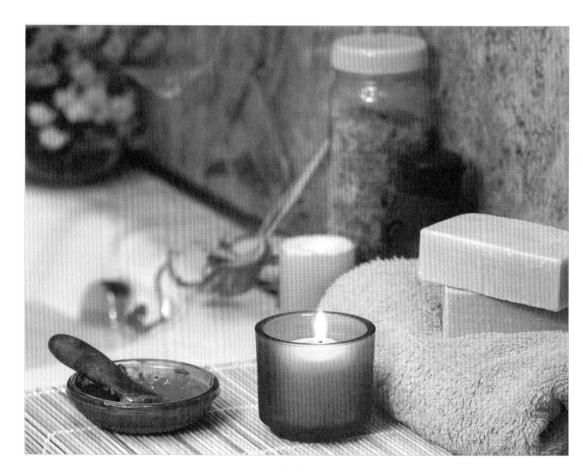

　　每一個步驟，我們均會提供詳細、附上標籤的身體解剖圖片，讓你「看到」正在雙手下方正在按摩的肌肉以及其它的身體結構，像是在按摩時，就會知道要如何小心避免肌肉旁邊的骨頭。書本中亦包含「警語」的方格，提醒你一些重要的訊息，例如身體有那些部位是不可按摩的，以及在書旁的「按摩訣竅」，提供你更多的特定按摩手法。本書的最後亦提供一系列的按摩步驟方案，方便你在沒有足夠的時間進行全身按摩時，可靈活運用；一份經常使用的按摩術語表，最後再附上一張實用的資源表，包含精油零售商、按摩桌及其它按摩相關用具的供應商。

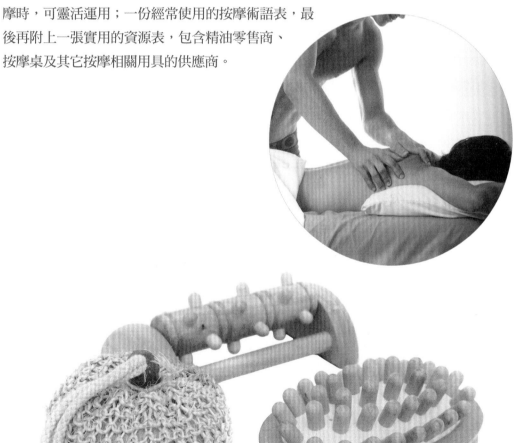

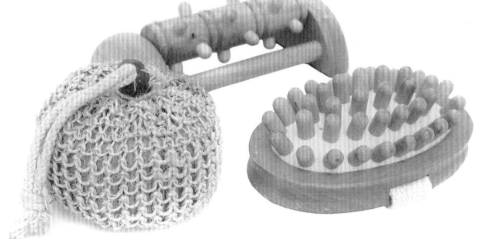

基礎 I. BASICS ▶

　　要開始一場愉悅的按摩,首先就要營造一個放鬆、閒靜的氛圍。讓孩子保持安靜,將寵物鳥放到其它的房間。也把電視關掉吧。

　　再來把窗簾拉下,燈光調柔和,若是你喜歡的話,點上幾盞浪漫的燭光。假使你有使用香氛精油的話,那無香味的蠟燭會是較好的選擇。不協調的味道可能會讓被按摩的對象產生不適感,甚至造成過敏的現象。對自己本身亦是相同,避免強烈氣味的香水或是古龍水。但在另一方面來說,被你按摩的人或許也喜愛散發香味的蠟燭或是薰香,因此在按摩開始前先詢問一下對方總是比較合宜的。

　　接受按摩的對象僅會輕輕蓋上一條毯子,不著任何衣物,因此室溫應保持在被按摩者感到舒適的溫度。

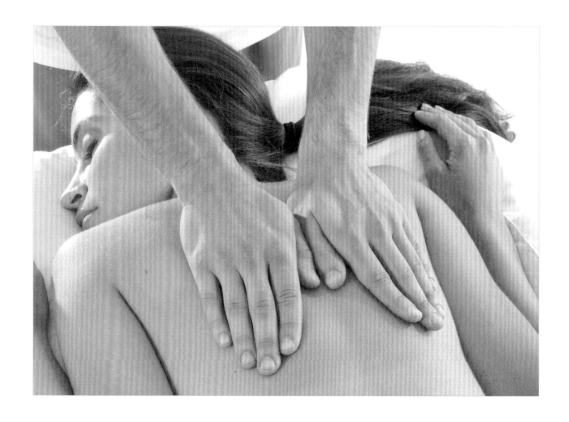

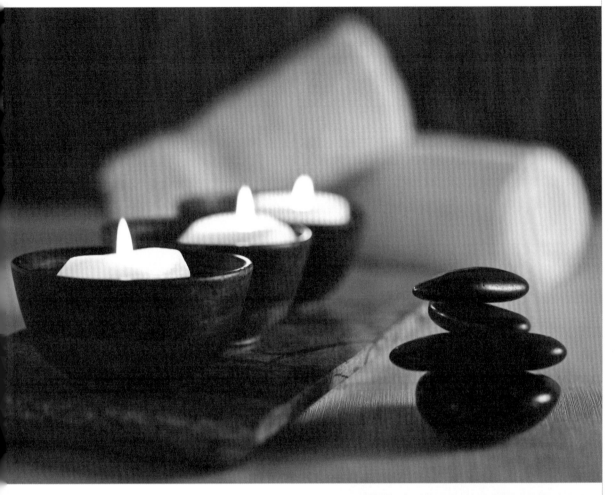

準備按摩桌
PREPARING THE TABLE ▶

　　除了營造一個舒適的氣氛以外，在開始按摩前，你手邊還需要一些輔助物品。當準備好按摩桌(或是使用其它堅固的平台)，你需要幾件毯子，分別蓋在桌上，以及給被按摩的對象披蓋。棉布被單會是最適合的材質，但可別使用太昂貴的被單，因為容易被精油弄髒染色。可能的話，挑選單一顏色上有圖案的被單，這樣的話，污點就不容易被看出來。

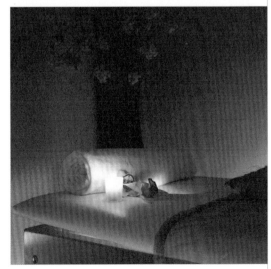

基礎 II. BASICS ▶

按摩油是必需用品，讓你的雙手輕鬆的在被按摩者的皮膚上舒服的滑動。最受歡迎的按摩油為甜杏仁油（若是對堅果會有過敏的現象，則不可使用）、杏核油、荷荷巴油（為液狀蠟）。你需要一個方便順手的地方放置按摩油。

穿著可隨自己決定，唯一要避免的便是長袖衣服，因為容易沾到按摩油，而且碰觸到被按摩者時，會讓他們覺得癢，因此按摩時最好選擇短袖衣服。

在決定按摩地點時，有幾件要素要記得。首先，按摩桌（床）要讓按摩及被按摩的人雙者均感到舒服。對按摩的人來說，這表示高度要適中。下面的方法可提供你，如何丈量以決定高度，將雙手自然放在身體兩側站直，雙手握拳，觀察最下面的關節處，這便是按摩桌適當的高度。若是桌子太高或太低，會讓自己的肌肉緊繃，最後身體也會因此產生疼痛。

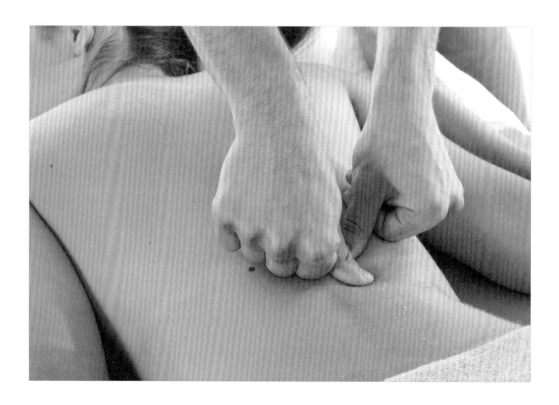

順著和逆著肌理按摩 ▶
WITH AND AGAINST THE MUSCLE GRAIN

　　肌肉纖維是以很有組織性的方式生長，就像樹木的紋理一樣。整本書中均會提供你如何順著和逆著特定肌肉做按摩。逆著肌理按摩可以減少傷疤組織和增加肌肉柔軟性。

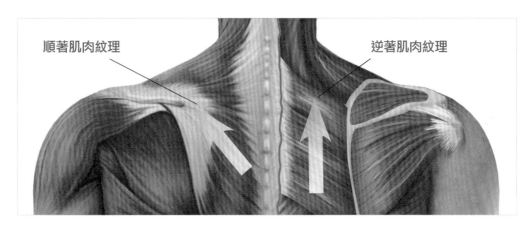

順著肌肉紋理　　　　　　　　　　　　　　　　　逆著肌肉紋理

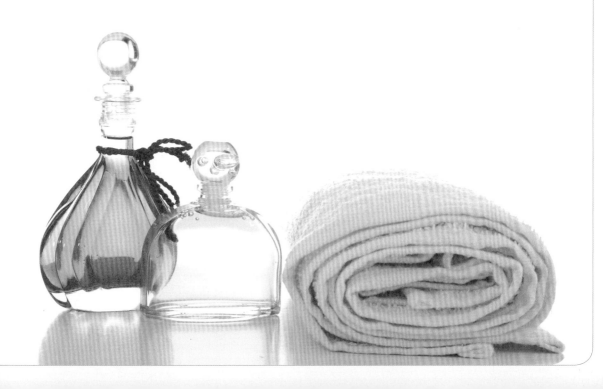

基礎 III. BASICS ▶

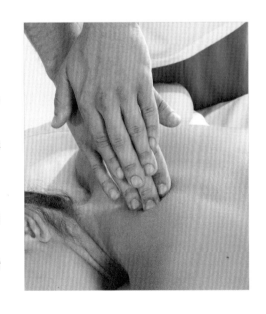

當你在家裡進行按摩時，幾項經驗法則可提供你參考。舉例來說，你和被按摩的對象都應該全程感到很舒適。在你開始之前，先請你的按摩對象在有任何不舒服的時候，不管是什麼原因，都要告知你。按摩時，站的距離要剛好，不要讓自己需要拉長手臂或身體。

按摩不應該產生疼痛！如果疼痛發生的話，理當立即停止正在進行的按摩手法。

大部分的按摩是在於觸摸，所以在任何時候都應儘量保持至少一隻手碰觸被按摩者。若是你按摩的對象覺得突然被你「遺棄」，應該不會有愉快的感受。隨時注意這點，對你來說是需要相當的關注力，尤其是在轉換到不同的身體部位時，你可能會很驚訝要作到這個要求，並不是這麼簡單。

經驗法則 ▶

· 你和被按摩的對象都要覺得很舒適。
· 要求被按摩的對象，在不舒服、或是身體覺得冷或太熱時，出聲告知你。
· 按摩不應感到疼痛，若是感到疼痛，則需馬上停止。
· 絕不可直接按壓或推拿脊椎。
· 若是被按摩的對象覺得癢，你可以放慢速度，增加按摩的力道。
· 不要突然將手移開，一定要至少保持單手和皮膚的接觸。

選擇按摩平台 ▶
CHOOSING A SURFACE

　　按摩平台的高度對按摩的人來說非常重要。太高或太低對你來說都可能會增加拉傷自己肌肉或關節的危險。

　　第十二頁的按摩平台高度參考原則，很適合溫和手勁的瑞典式按摩。假若你想要施加較小的力量，可選擇較高的按摩桌，反則，挑選高度略低的桌子。

　　在床上按摩亦是可以的，只要被按摩的對象背部能夠保持平直。一張穩固的床墊或是像日式的榻榻米床墊會是最好的選擇。太軟的床墊無法提供足夠的支撐力。

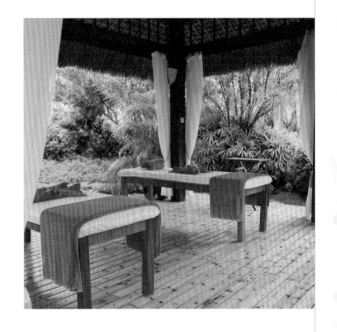

按摩油的資訊 ▶
MORE ABOUT MASSAGE OILS

　　進行按摩時，使用身體按摩油是絕對不可少的重要環節，因為你的雙手需要在皮膚上來回撫壓。在不得已時，使用乳液亦可，但畢竟還是無法提供足夠的潤滑，因此會使用過量的乳液。

　　幾乎任何植物油都能使用在按摩上，但你要考慮它們的味道是否適合，使用橄欖油，可能會讓你聞起來就像一盤沙拉。最好還是直接購買專門的按摩油，剛開始可能會覺得價格不斐，但長時間下來，你會發現比起使用不恰當的植物油，你僅需要少量的按摩油，就能輕鬆的按摩全身肌膚。

　　按摩結束後，請馬上清洗被單。這樣做的原因可以讓沾在被單上的按摩油容易被清洗掉。最後一項重點，油類都是易燃物，蠟燭或是任何有火焰的東西都要和被單保持一定的距離。

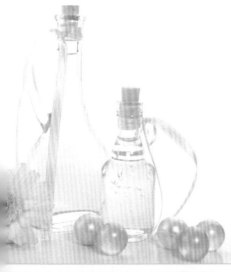

基礎 IV. BASICS ▶

某些身體部位是不適合按摩的，這些部位通常是動脈、神經、器官或是靠近皮膚表面的血管。它們屬於身體的危險範圍，居家按摩應該要避免按壓到這些地方。

危險範圍有那些呢？例如眼窩、脊椎、喉嚨、胸骨的劍突、最底下的肋骨和臀骨之間的柔軟部位、膝蓋、通過手肘的尺骨神經。

整本書都會有關於危險範圍的提醒，在「警語」裡也會特別提出來討論。

若是本身患有某些症狀或是有病痛的情況，便不適合接受居家按摩。例如懷孕的婦女，或是嚴重骨質疏鬆症的患者，都僅能接受專業按摩治療師的按摩療程。

若是自己覺得有輕微感冒症狀時，也應避免接受或給予他人按摩。假設被按摩者有靜脈曲張，仍舊可以接受按摩，但不能直接在血管上按壓。

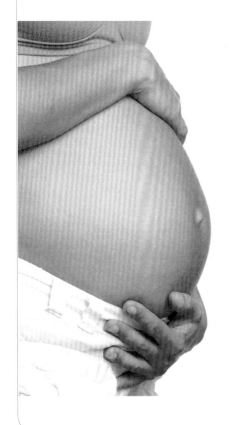

▶ 按摩禁忌

· 懷孕婦女應該只能讓專業按摩治療師按摩，而不要進行居家按摩。除此之外，有下列健康情況的朋友也不可接受按摩。假設你尚未確定或是已有任何慢性疾病，在被按摩前，均應該和您的醫師做確認。

· 嚴重骨質疏鬆症。輕微的話可接受溫和的按摩。

· 骨折（僅需要避免受傷的部位）。

· 癌症。

· 發燒。

· 剛發生或正在恢復的傷口（僅需要避免傷口部位）。

· 皮膚起疹或長水泡（僅需避免感染的部位）。某些疹子和黴菌感染（例如香港腳）會因為按摩的關係而傳染到其它身體部位。

· 靜脈曲張。

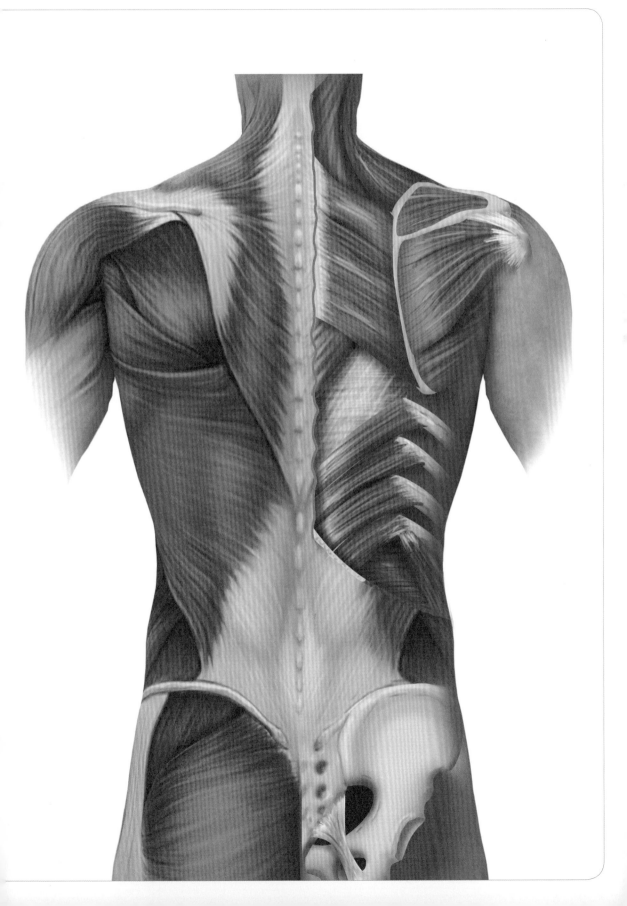

Chapter 01▸

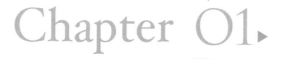

上半身 背部

本書的全身按摩將從背部做開端。假使你上次被按摩或按摩他人背部時,有包含肩膀快速揉捏,那你將得到一段令人愉快的教學。

我們的按摩步驟,從輕柔推撫開始 —— 也就是所謂的輕撫法(effleurage)—— 輕推整個後背。再慢慢的往臀部推按。

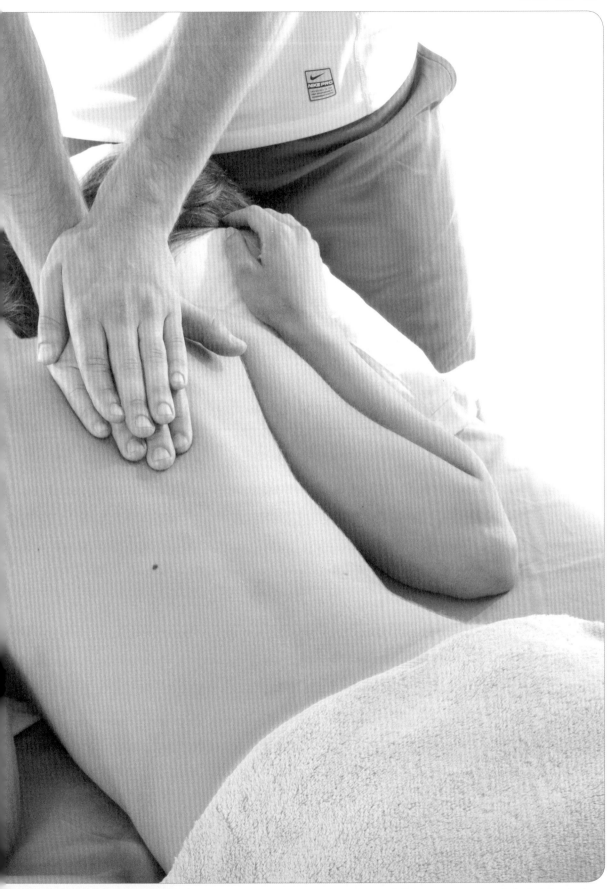

背部 I.

　　痠痛的後背！造成痠痛後背的原因有很多：以不良的姿勢站立或久坐於電腦前、拉拖沉重的旅行箱、長時間拿手提包、搬抬重物、開車、穿高跟鞋，或是穿夾腳拖行走，都是造成後背痠痛的共謀罪犯。書中所示範的按摩將幫助被按摩的對象身體放鬆、心情澄靜，讓他的痠痛後背肌肉得到美妙的舒緩。

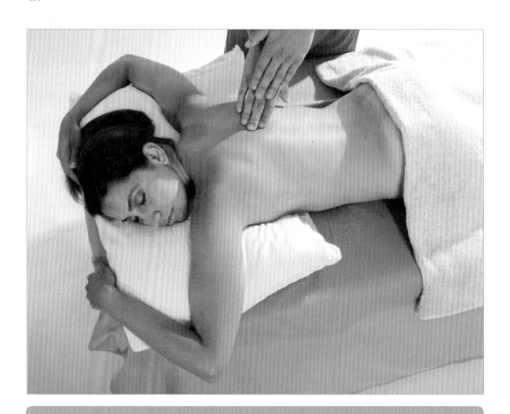

警 語　有下列情況發生時，便要避免進行任何背部按摩：
1. 任何嚴重的背部問題。
2. 背部正感到劇烈刺痛。

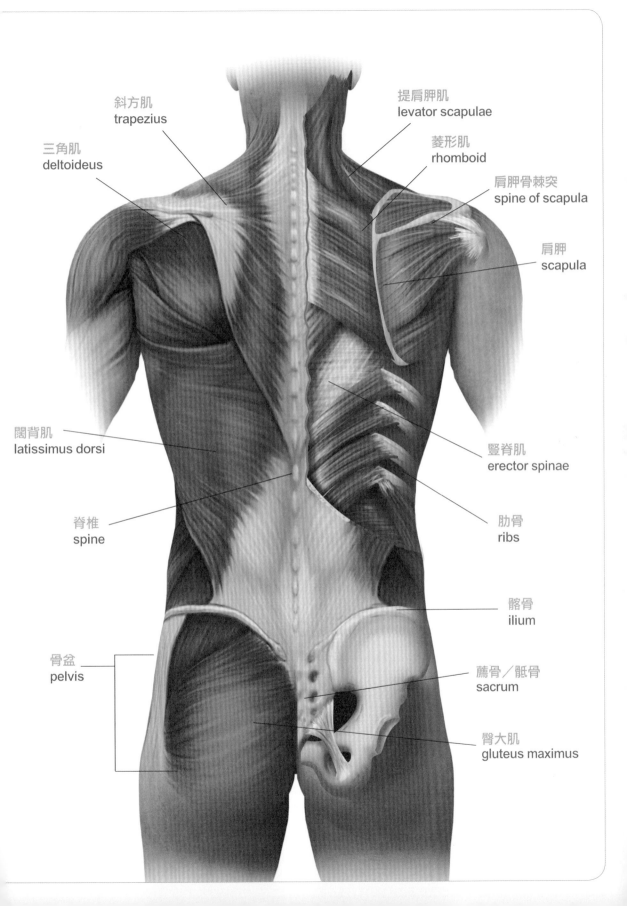

斜方肌
trapezius

提肩胛肌
levator scapulae

菱形肌
rhomboid

三角肌
deltoideus

肩胛骨棘突
spine of scapula

肩胛
scapula

閣背肌
latissimus dorsi

豎脊肌
erector spinae

脊椎
spine

肋骨
ribs

髂骨
ilium

骨盆
pelvis

薦骨／骶骨
sacrum

臀大肌
gluteus maximus

背部 II.

按摩推拿都要從輕撫或是觸摸開始。目地是在於暖和皮膚,讓血液流動順暢。

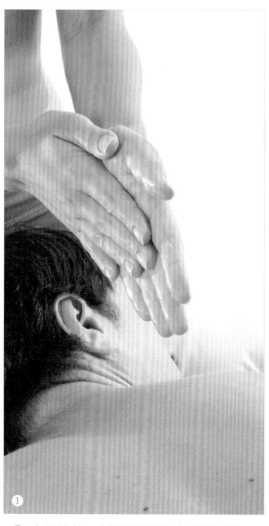

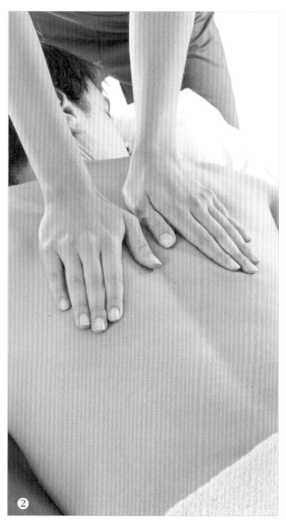

❶ 在開始前,先站於被按摩者的肩膀前面。在掌心中倒一些按摩油,摩擦雙手溫熱按摩油。再緩慢的將雙手輕柔的放在被按摩者的後背。

❷ 再來,將掌心分別放在他肩膀上方的脊椎處。確保雙手掌心和皮膚保持貼合。

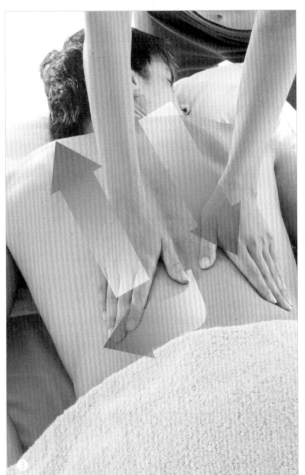

③ 當掌心貼合在身體皮膚上時，讓雙手從肩膀
推滑到薦骨／骶骨上方，到他的臀部，再從
兩側推回肩膀。兩手一起往相同或相反的
方向移動。

▶ 注意你的雙手

當你在按摩時，放大手臂和手掌間的
角度，不然當你直接往下推壓時，手
腕和肩膀會因此卡住擠傷。

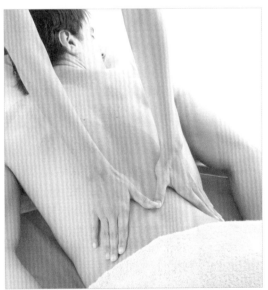

警 語 | 脊椎是脆弱危險的地方，
千萬不要在上面直接按壓。

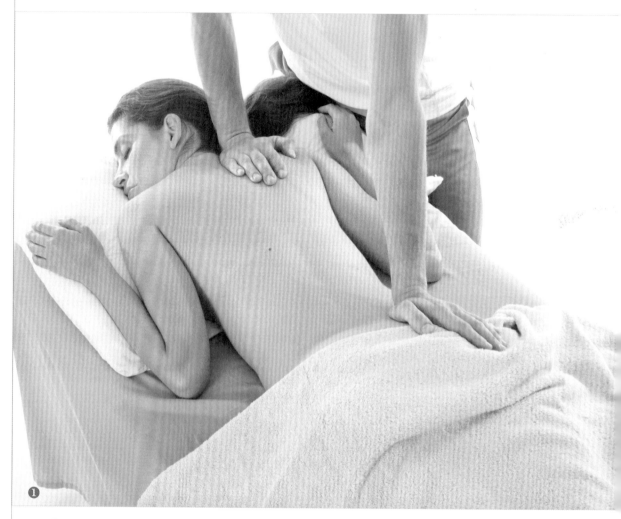

① 當完成輕撫推拿手法後，將自己的單手
放在被按摩者之肩胛骨上，再將另一手
掌根靠在同邊的髂骨上，雙手往相反的
方向輕緩的推壓，藉以拉直他的後背。
另一邊重複相同動作。

❷ — ❹

接下來，將兩手上下相疊，在
按摩者的背部，從肩膀往尾椎
的部位推壓，在另一邊亦重複
此動作。

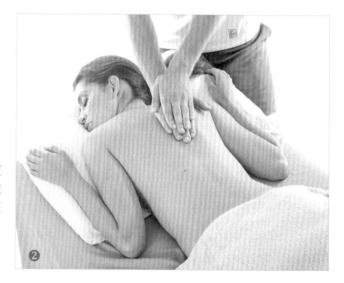

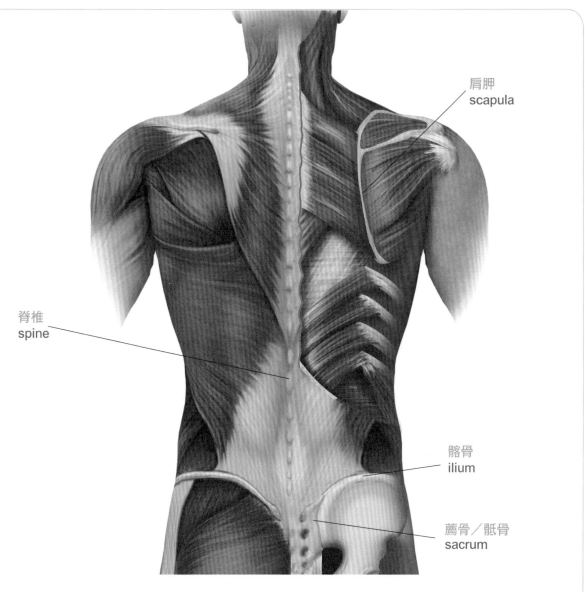

肩胛
scapula

脊椎
spine

髂骨
ilium

薦骨／骶骨
sacrum

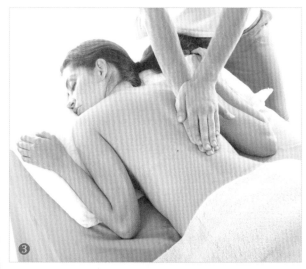

❸

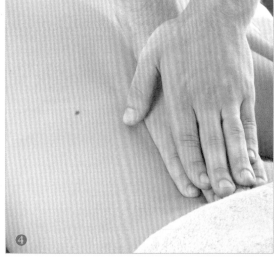

❹

背部 III.

1 — 3

把手臂多肉的地方放在被按摩者的背部上方，前臂的面積比手掌大，能帶給被按摩者更多滿足的感覺。手腕保持放鬆，不要讓自己的肩膀受傷。手臂向下滑壓到達腰部時，便可抽離她的背部。

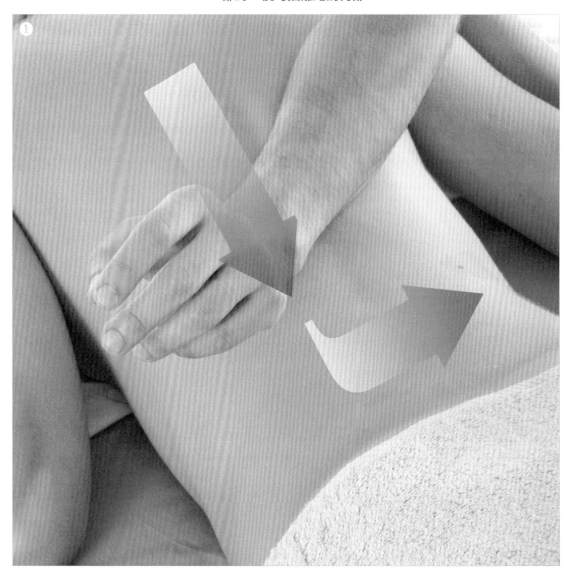

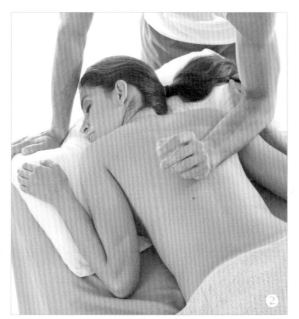

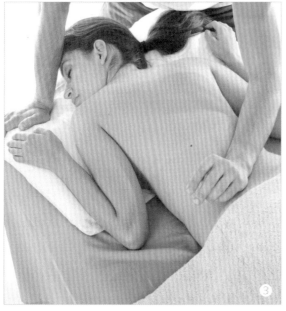

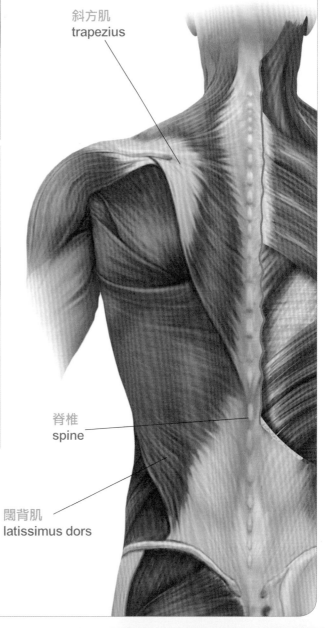

斜方肌
trapezius

脊椎
spine

闊背肌
latissimus dors

背部 IV.

接下來要示範的兩種推拿手法，需要你站在被按摩者的旁邊。雙手上下交疊，伸直放到背部側邊。

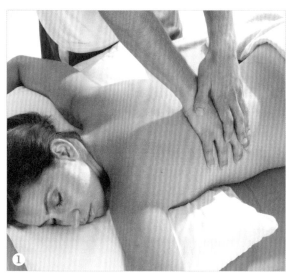
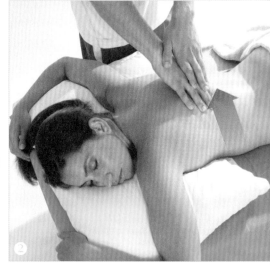

① — ②

第一個手法，柔和但紮實的將平放的雙手從側邊往中間脊椎的方向推。背部的兩邊重複同樣的動作數次。再來，將放於下方的手掌彎成爪子形狀，把指尖放在肋骨之間，向上輕柔但實在的滑推。此按摩手法稱為「撫耙肋骨（raking the ribs）」。背部兩側均重複同樣動作數次。

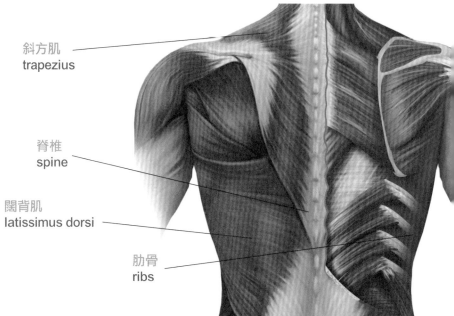

斜方肌
trapezius

脊椎
spine

闊背肌
latissimus dorsi

肋骨
ribs

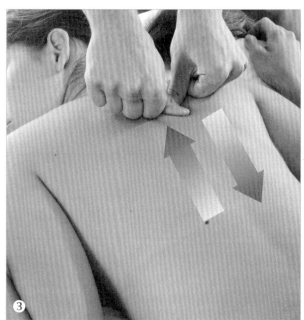
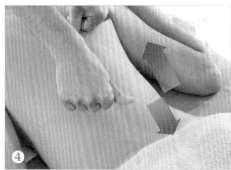
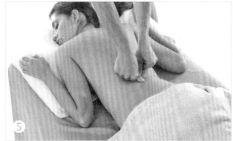

③ — ⑤

站在被按摩者肩膀前方，將兩手的大拇指放在脊椎的單邊。輕柔但紮實的上下來回推壓，從斜方肌（trapezius簡寫成traps）到闊背肌（latissimus dorsi簡寫成lats）。此按摩手法稱為「分解（stripping）」肌肉。

雙手拇指可往相同方向推壓，或是一手向上，一手向下亦可。背部兩側均分別重複同樣動作數次。

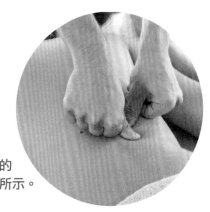

▶ 在進行分解肌肉的按摩手法時，
記得支撐自己大姆指

為了避免扭傷大姆指，記得要運用其它的
手指頭來支撐輔助你的大姆指，如圖片所示。

背部 V.

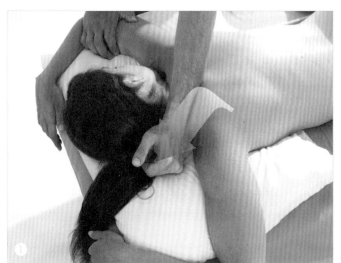

❶

運用較多肉的手臂前段,在肩膀的後方,往按摩桌的方向滑推。向下推時施加較大的力量,往上滑時,可將力量減弱。另一邊的肩膀亦重複相同的按摩動作。

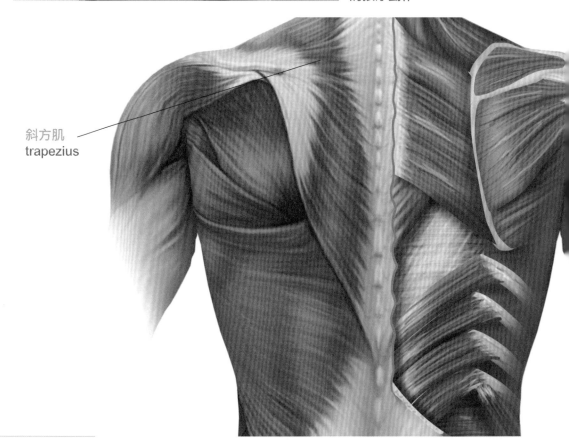

斜方肌
trapezius

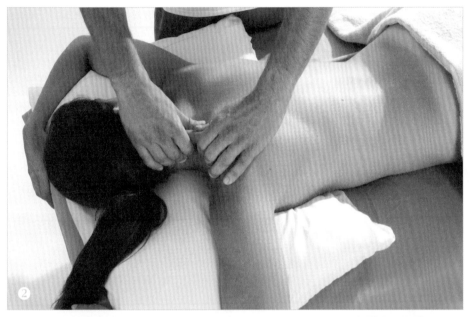

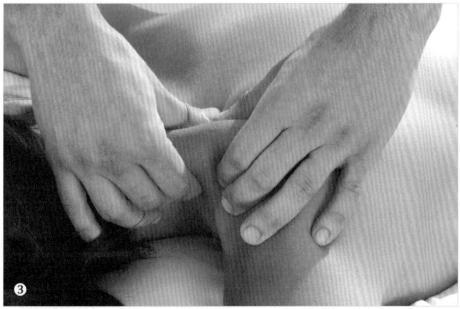

② — ③

和剛才相同的按摩部位，我們用雙手的指頭，同時按肩膀上的斜方肌，之後再揉推這一塊肌肉，先用單手起，再換另一手，就如同你在揉麵團一樣。

背部 VI.

① — ③

接下來的動作,要利用手指前端,環繞著肩胛骨的邊緣按壓。將雙手相疊,放在肩胛骨上,以手指頭輕柔的,依著圓圈的方向按壓。此按摩手法稱為「按擦肩胛骨(scraping the scapula)」。

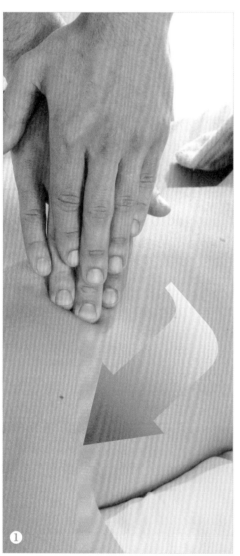

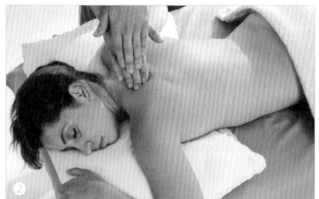

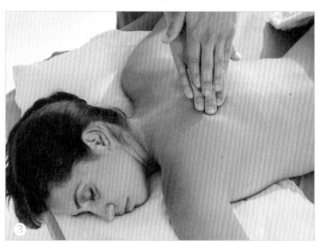

| 警 語 | 在按摩頸部周圍時,記得一定要小心,且非常的輕緩。脖子有許多神經,是脆弱危險的部位。 |

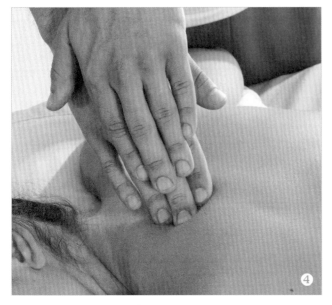

4

提肩胛肌為舉起肩胛骨往耳朵方向的肌肉群。位於斜方肌的下面，此肌肉位於脖子的側邊及後方。

按摩這部位的肌肉時，會感覺非常舒服，幾乎每個人都會因為不當的姿勢，而過度使用提肩胛肌這塊肌肉。不管是坐著，開車甚或是拿提重物。將雙手上下重疊，輕柔但紮實的，以上下和畫圓的方式按壓。

4

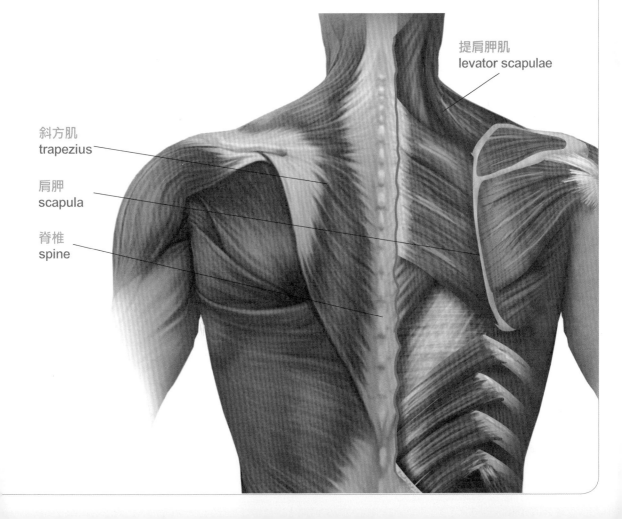

提肩胛肌
levator scapulae

斜方肌
trapezius

肩胛
scapula

脊椎
spine

背部 VII.

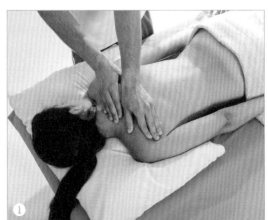

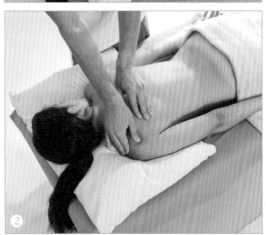

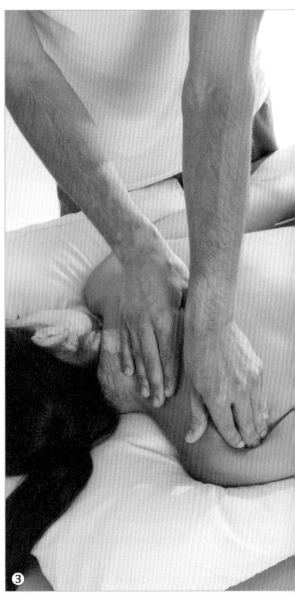

肩胛脊為一整片位於肩胛的骨頭。此按摩手
法,你要處理舒緩的便是環繞著肩胛骨的肌
肉群。
運用你的大姆指以及其它手指頭,放在肩胛
脊上,輕柔的順延著推壓。雙手接替進行此
按摩動作。兩邊各重複數次。

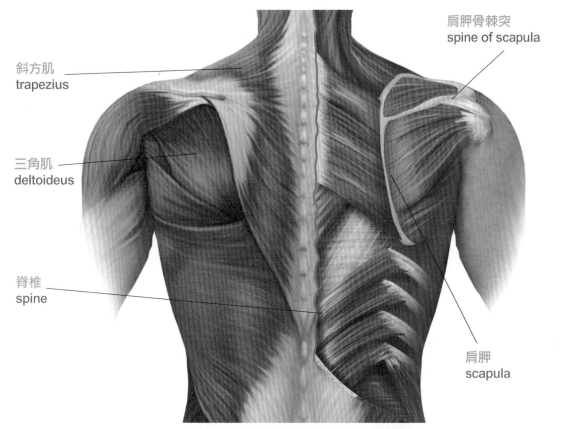

斜方肌
trapezius

肩胛骨棘突
spine of scapula

三角肌
deltoideus

脊椎
spine

肩胛
scapula

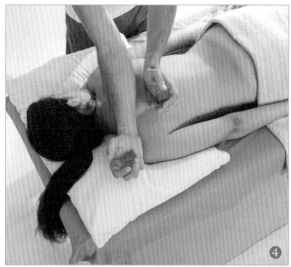

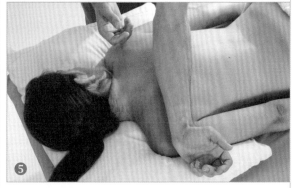

④ — ⑤
接續著上個動作，運用你前臂肌肉的地方，
在兩邊的肩胛脊上推壓，可單邊按摩後再換
另一邊，或者是雙邊一起按推亦可。

背部 VIII.

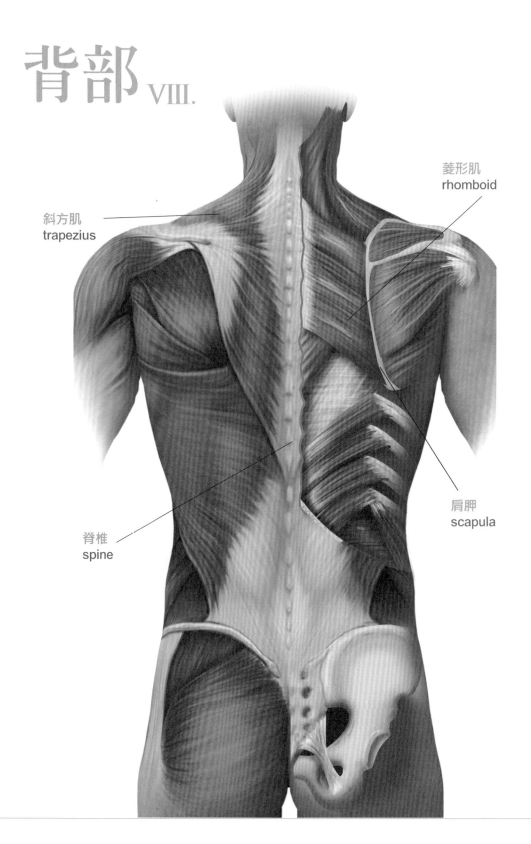

菱形肌
rhomboid

斜方肌
trapezius

肩胛
scapula

脊椎
spine

❶ — ❷

再來，你要按摩的部位為菱形肌，位於斜方肌的
下方，此肌肉連結著肩胛骨和脊柱。將雙手上下
交疊，運用指端向下按壓此塊肌肉（只要在脊椎
的左邊或右邊），上下來回，再以畫小圓的方
式，充分按摩此部位。

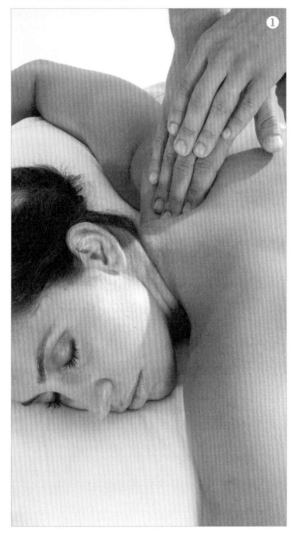

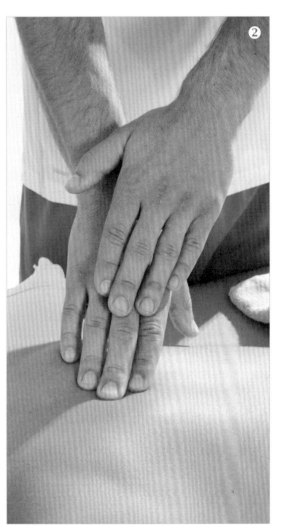

橫摩法 Cross-Fiber Friction

　　橫摩法，簡單來講便是逆著肌理按摩的推
拿手法，這樣的方式比順著肌理按摩，還能更
快速的達到舒緩肌肉的效果。因為多數人的菱
形肌肉群都過度緊蹦，橫摩法可以迅速減輕肌
肉的疲累疼痛。

下背部

接下來的幾個按摩動作會將重心放在下背部。記得我們之前的提醒，在轉換到不同的身體部位時，要隨時保持和被按摩者皮膚接觸的狀態，這樣在移動轉換時，便能讓被按摩者感受到整個按摩過程均很流暢舒服，而不會覺得中斷或受到干擾。

① — ②

在開始移轉到不同身體部位時，將手臂整個放在他的背部，如圖一所示。雙手的腕關節保持放鬆的狀態。雙手的前臂都要和他的身體維持接觸，這樣被按摩者會有一種被「大手」推拿的錯覺。將手臂往下滑推至他的臀大肌。

> **警　語**　請勿按摩患者的腰部，
> 也就是在最後一根肋骨和臀部的中間，
> 這段身體是較脆弱危險，
> 也就是所謂的危險範圍，
> 因為腎臟就位在這個部位。

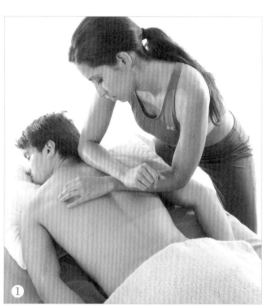

①

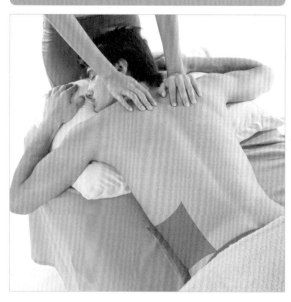

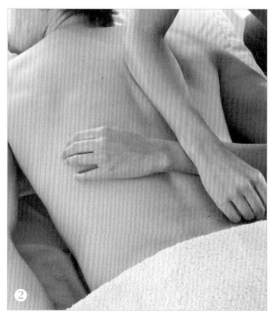

②

▶ 細語叮嚀

在進行任何按摩，尤其是在下背部時，置放
一個薄枕頭在被按摩者的臀部下方，會讓他
感到更加的舒適。

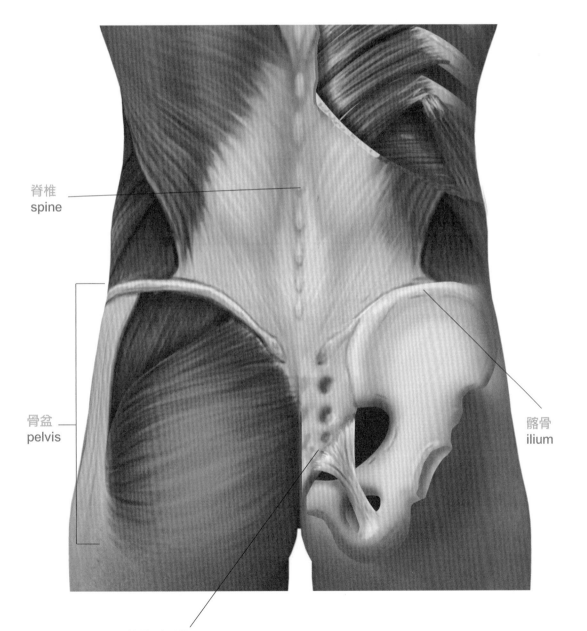

脊椎
spine

骨盆
pelvis

髂骨
ilium

薦骨／骶骨
sacrum

❶

接下來的動作稱為「按擦薦骨／骶骨
（scraping the sacrum）」。薦骨／骶骨是
一片三角形的骨頭，位於脊椎的底端。按
摩這部位的手法，便是將雙手上下重疊，
運用你的指尖按壓薦骨／骶骨。

除了按壓的手法之外，你還可以運用上下
來回的動作，或是以畫小圓的方式輕輕揉
壓這個部位。再使用指尖之後，亦可運用
指關節、手掌心、或掌根的地方來按壓。

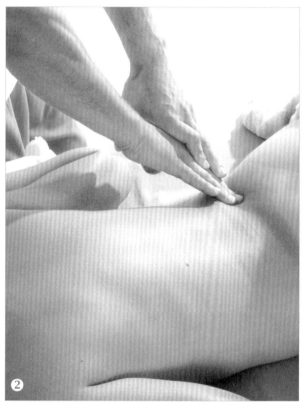

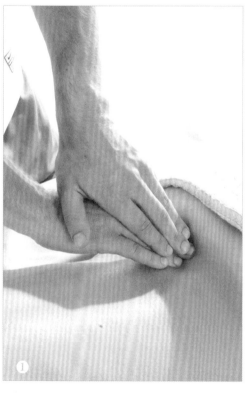

❷ 接下來，運用你的指尖「按擦」髖骨上方連結
腰部的地方。這裡有許多肌肉互相連結。當你
在按摩肌肉連結的地方時，這對整塊肌肉群來
說都大有助益。

| 警 語 | 在傳統的中醫理論裡，按擦薦骨／骶骨會將氣朝身體下方帶動。因此，若被按摩者已懷孕或可能懷孕了，那就直接省略此動作。

除此之外，若是患者有坐骨神經痛或是椎間盤的問題，均要避免按摩到薦骨／骶骨部位。 |

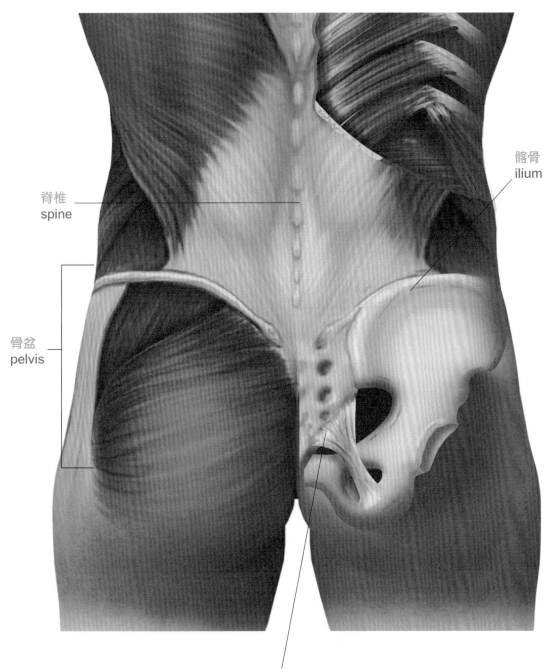

脊椎
spine

髂骨
ilium

骨盆
pelvis

薦骨／骶骨
sacrum

Chapter 02 ▶

下半身 背部

持續往臀大肌和腿部的地方進行按摩。若是被按摩者覺得會癢，這是很正常的。若是這樣的情況發生的話，我建議放慢速度，運用更深沉從容的動作。記得在按到膝蓋後方時要小心。

這章節會以舒緩的腳底按摩作結束，之後會讓被按摩者換成臉部向上的姿勢。

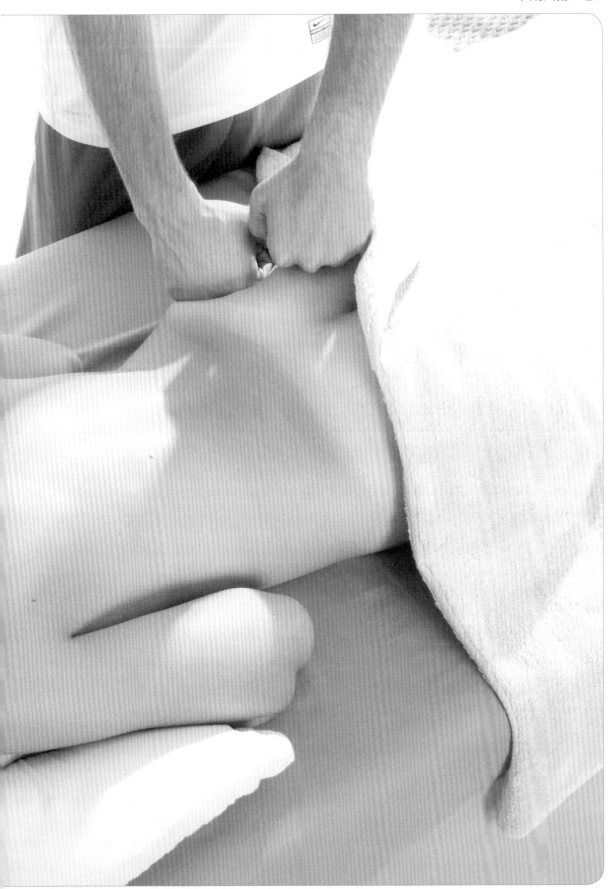

臀大肌

臀大肌也就是臀部肌肉，是身體上最大的肌肉。緊繃的臀大肌會導致背部下方不舒服。接下來的動作會教你如何放鬆這塊肌肉。

❶ 首先，單手握拳，將第一組指關節放在股骨大轉子上方和髂嵴（Iliac crest，髂骨上方圓弧處）或髖骨之間的位置。（這裡是進行按摩的地方，因為該區域有多條肌肉附著，所有肌肉都能在某種程度上受益。）用另一隻手支撐正在握拳的手，然後將拳頭按入該區域。

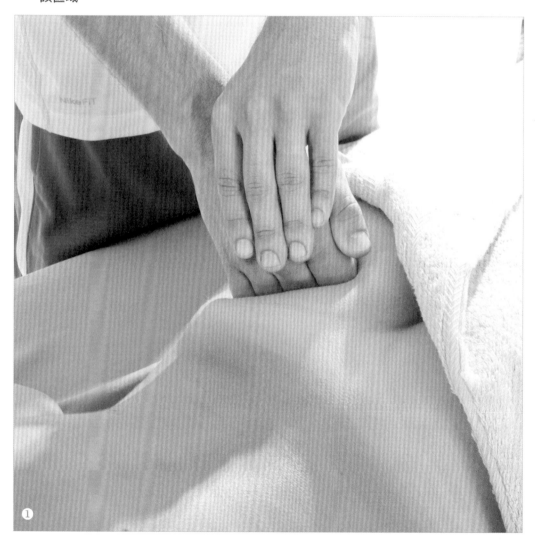

② 接下來，雙手握拳，以如同活塞上下運轉
的動作，雙手交替，輕柔的按壓臀部。

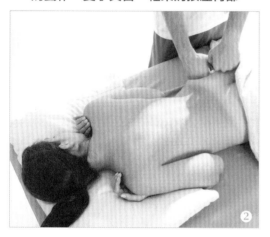

③ 再來雙拳輪流，以相同或相反方向繼續
按壓此區塊，若要更深入按摩臀大肌，
可以運用手掌和指端。

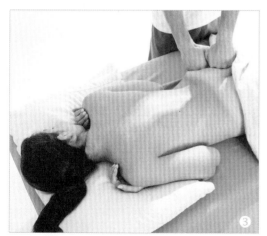

▶ 按摩訣竅
假若你摸到骨頭上有凸起，
這就是肌肉或肌腱連結處。
針對此部位按摩都能獲得良好功效。

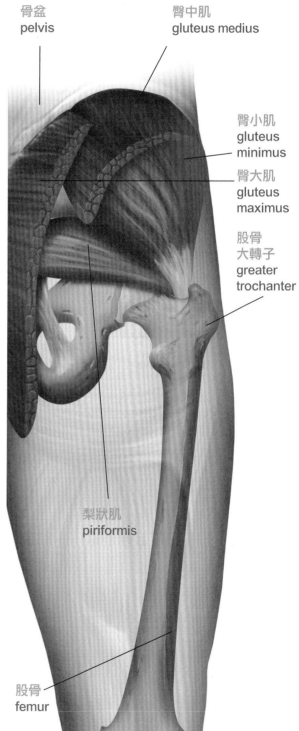

骨盆
pelvis

臀中肌
gluteus medius

臀小肌
gluteus
minimus

臀大肌
gluteus
maximus

股骨
大轉子
greater
trochanter

梨狀肌
piriformis

股骨
femur

腿部 I.

接下來的按摩將移動到腿的部位，亦則表示我們會以輕撫法（Effleurage）做為開端，這是屬於慢速的長推按摩法。

要注意，你應該一次按摩單邊的腿即可，換句話說，先將單腿從上到下，包含足部，全部按摩完後，再換另一隻腿。

但在倒按摩油到手上前，先記得幫被按摩者的背部蓋上一條毯子，才不會躺久了著涼。

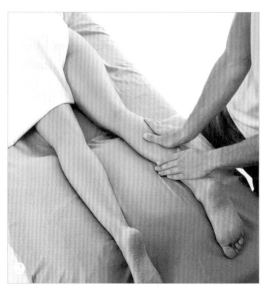

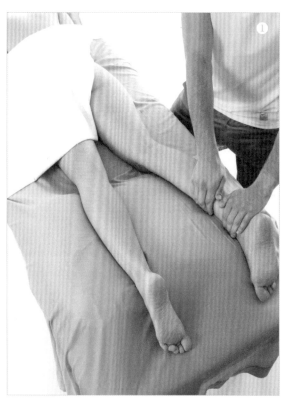

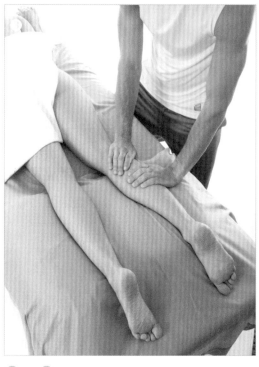

①—⑤

先站在被按摩者的腳邊，溫暖你的雙手和按摩油。先將雙手放在腳踝上，運用長推的手法往上撫壓。開始的力量可先輕柔和緩，再慢慢加重按摩的力道。

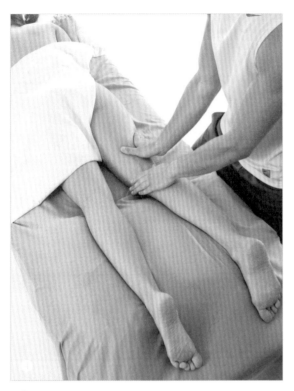

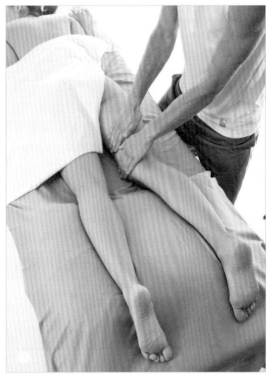

推按到大腿時，記得要像按摩臀大肌時一樣，
不要漏掉按摩股骨大轉子周圍的肌肉。

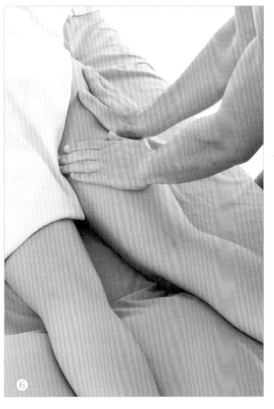

| 警 語 | ・大腿內側是較為脆弱危險的地方，布滿許多神經以及血管，在按摩此區塊時，要記得輕柔按壓。 ・膝蓋後方也要小心，並不需要避開此部位，但力道得放輕放柔和。 ・若是患者有靜脈曲張的情況，則無需按摩腿部。若是被按摩者最近剛搭完長途飛行，且有腿部疼痛的現象，那便不要按摩腿部。這是深層血管血栓的症狀。 |

腿部 II.

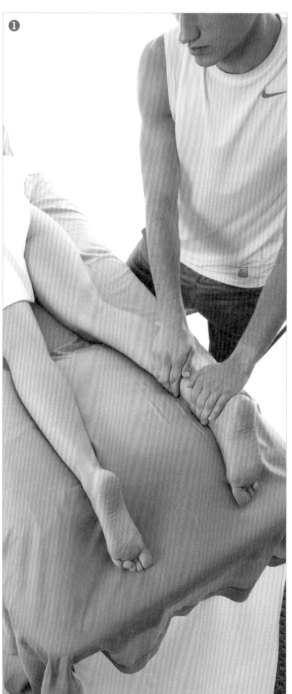

❶ — ❸
承接上個腳踝的按摩動作，運用像在擰轉毛巾的方式，雙手來回轉動，一手向內按壓腿部，另一手則向外轉動。先從腳踝的部位開始，再往大腿的方向移動。

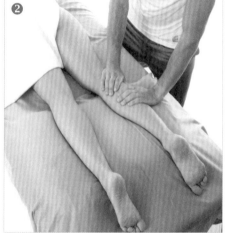

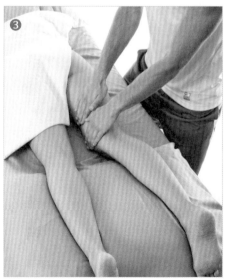

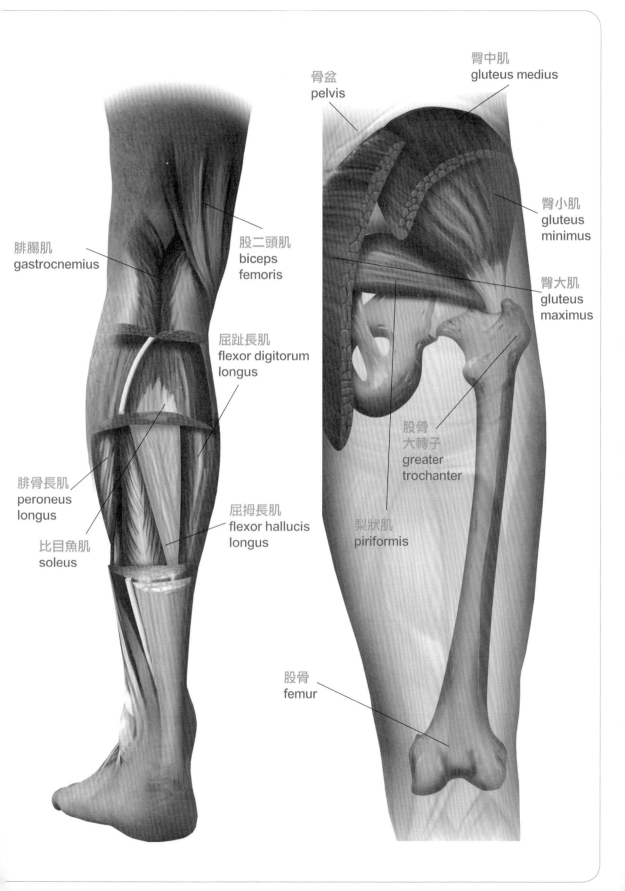

骨盆
pelvis

臀中肌
gluteus medius

臀小肌
gluteus minimus

腓腸肌
gastrocnemius

股二頭肌
biceps
femoris

臀大肌
gluteus
maximus

屈趾長肌
flexor digitorum
longus

股骨
大轉子
greater
trochanter

腓骨長肌
peroneus
longus

梨狀肌
piriformis

比目魚肌
soleus

屈拇長肌
flexor hallucis
longus

股骨
femur

腿部 III.

❶ — ❸

按下來運用你前臂多肉的部位按摩大腿的肌肉。這個方法是按摩大腿的最佳技巧,當然你在按摩小腿時,亦可使用同樣的方式,只要你施加的力道不要過於用力即可。在按摩小腿時,記得內外腿肚都要按壓到。

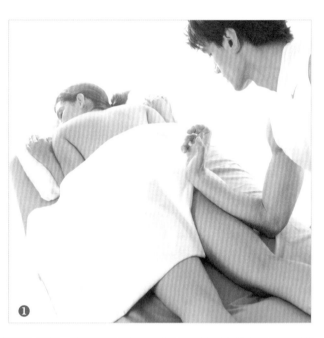

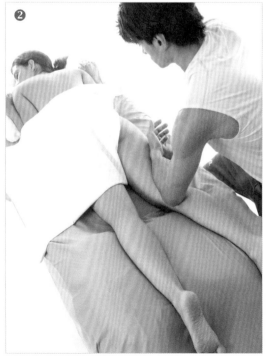

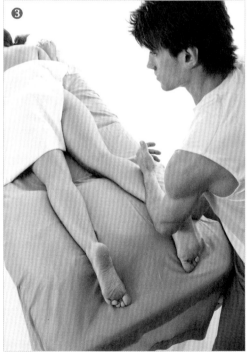

④ 按到大腿上方時，同樣的運用你的前臂充
　分按摩臀大肌的部位。

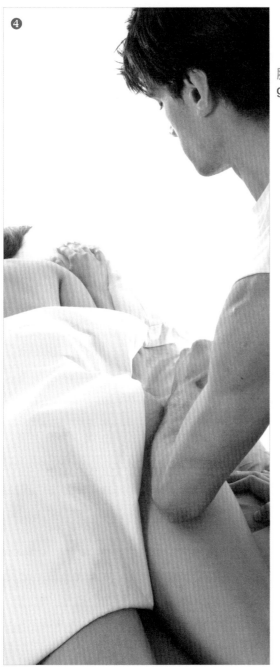

④

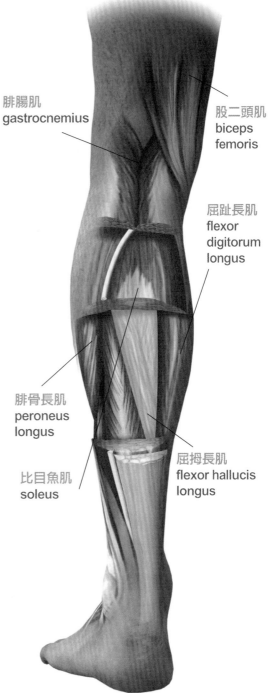

腓腸肌
gastrocnemius

股二頭肌
biceps
femoris

屈趾長肌
flexor
digitorum
longus

腓骨長肌
peroneus
longus

屈拇長肌
flexor hallucis
longus

比目魚肌
soleus

❶ — ❷

接下來從腳踝到大腿,用你的雙手一起
按,就如同揉麵團一樣。先用雙手一起,
再以兩手交替揉。

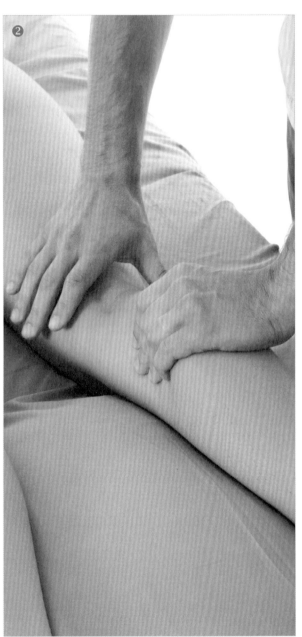

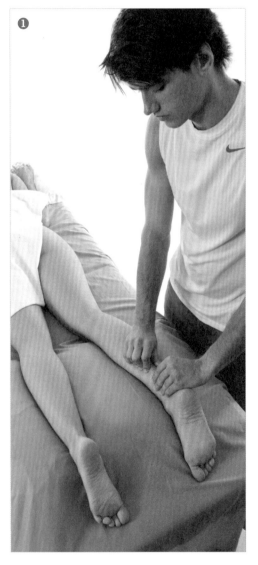

▶ 會癢?

若是被按摩者覺得癢,則放慢你按摩的速度,加深
動作的力道。

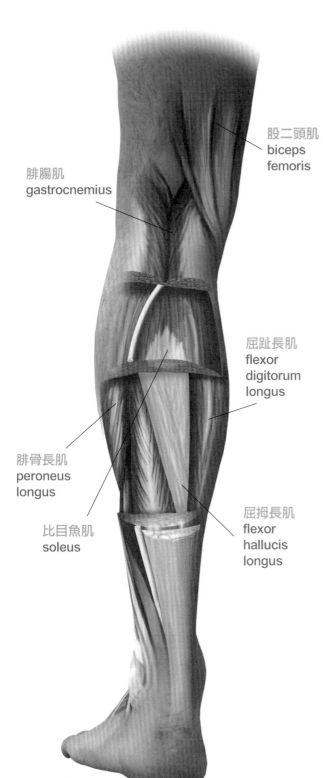

腓腸肌
gastrocnemius

股二頭肌
biceps
femoris

屈趾長肌
flexor
digitorum
longus

腓骨長肌
peroneus
longus

比目魚肌
soleus

屈拇長肌
flexor
hallucis
longus

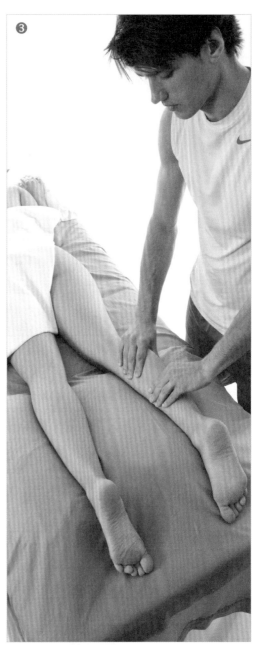

❸

❸ 在按到膝蓋的後方時，要非常輕柔，不
要按太大力。

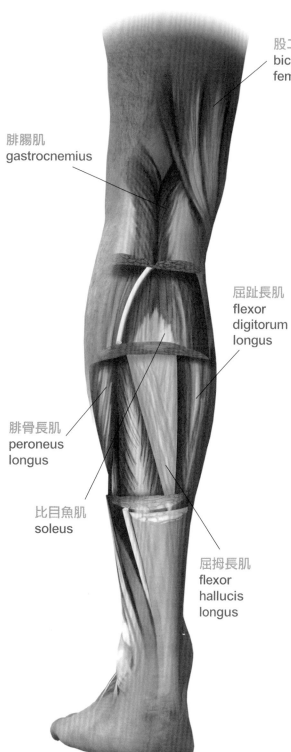

股二頭肌
biceps
femoris

腓腸肌
gastrocnemius

屈趾長肌
flexor
digitorum
longus

腓骨長肌
peroneus
longus

比目魚肌
soleus

屈拇長肌
flexor
hallucis
longus

❶ — ❸

接下來，只要用雙手下壓，從腳踝開始，往上按壓到大腿。按到膝蓋後方時，同樣的要小心輕按，按摩的同時，要注意不要扭傷自己的手腕或肩膀。

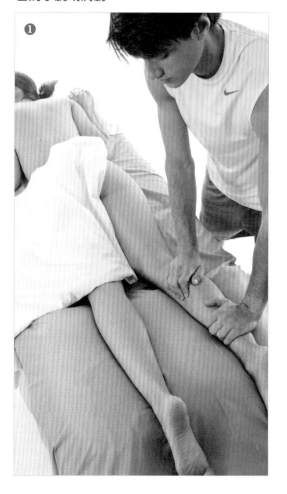

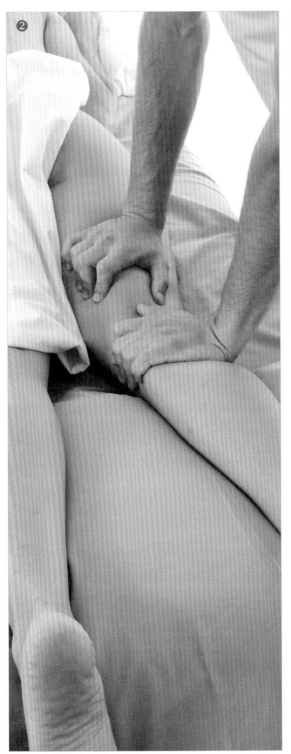

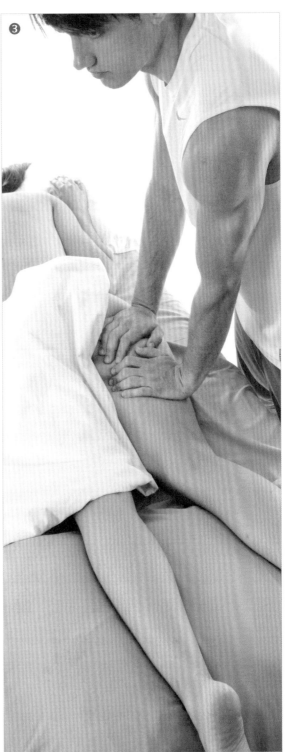

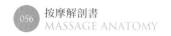
足部 I.

　　多數人都很喜愛腳底按摩，這不難理解，好的腳底按摩真的是令人全身放鬆，得到舒緩。事實上，你整個按摩的過程便可以從足部開始和再回到足部做結束。

　　市面上許多腳底按摩相關的書籍。（另類的醫學反射療法，便是基於相信腳底有許多反射身體的區塊，透過按摩腳底可刺激細胞產生活力，而達到身體健康的功效。）一般的SPA或按摩中心都會有一小時的腳底按摩療程。

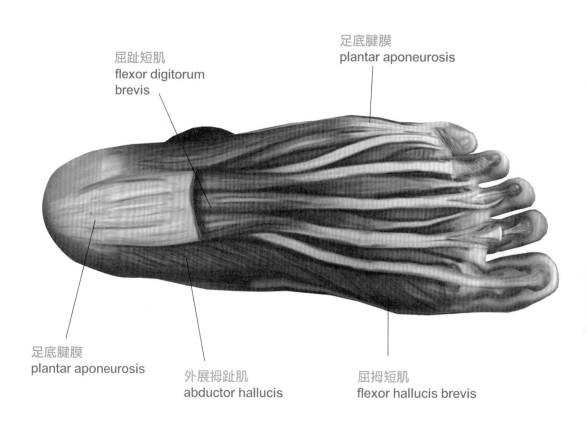

屈趾短肌
flexor digitorum
brevis

足底腱膜
plantar aponeurosis

足底腱膜
plantar aponeurosis

外展拇趾肌
abductor hallucis

屈拇短肌
flexor hallucis brevis

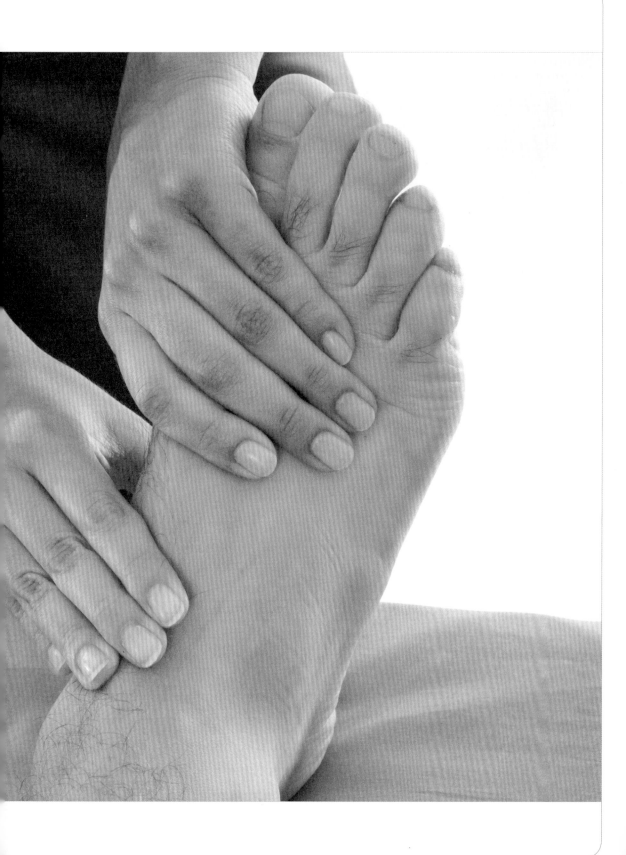

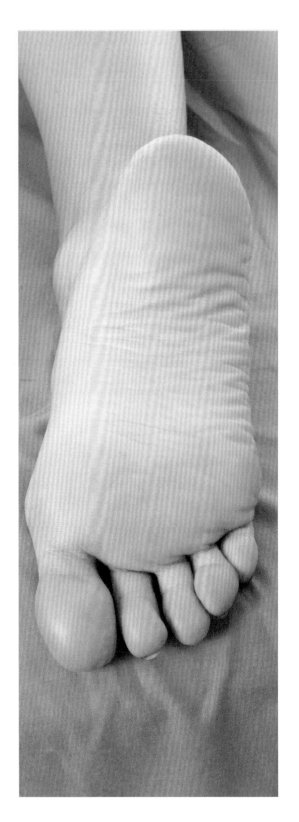

在療程開始之前，先確認自己的雙手和被按摩者的足部都是乾淨的。（若是被按摩者有香港腳或是其它黴菌的問題，也許你應該跳過這個步驟，因為黴菌容易透過按摩感染到其它部位，甚至你自己也會得到同樣的病狀。）

若是被按摩者有關節炎，拇囊炎，雞眼或是長繭，甚至是腳指變形，那在按摩時，都要格外小心，動作應儘量輕柔。按到這些區塊時可能會讓被按摩者產生疼痛。

假若被按摩者覺得很癢，那則放慢速度，加深力道，通常這樣便能夠改善問題。

最後，假使你因為任何原因，仍舊不能接受按摩足部，那便放塊毛巾或以被單蓋住，簡單按捏幾下他的腳底，便可移動到其它的身體部位。

| 警 語 | 若是被按摩者的腳有受傷或是任何其它病狀，例如足底筋膜炎或是骨刺的問題，則無需進行腳底按摩。除非合格的物理或按摩治療師，不然任意按摩腳底的筋膜或肌肉，可能會造成傷痛的惡化。有任何疑惑時，將問題留給專家來解決。 |

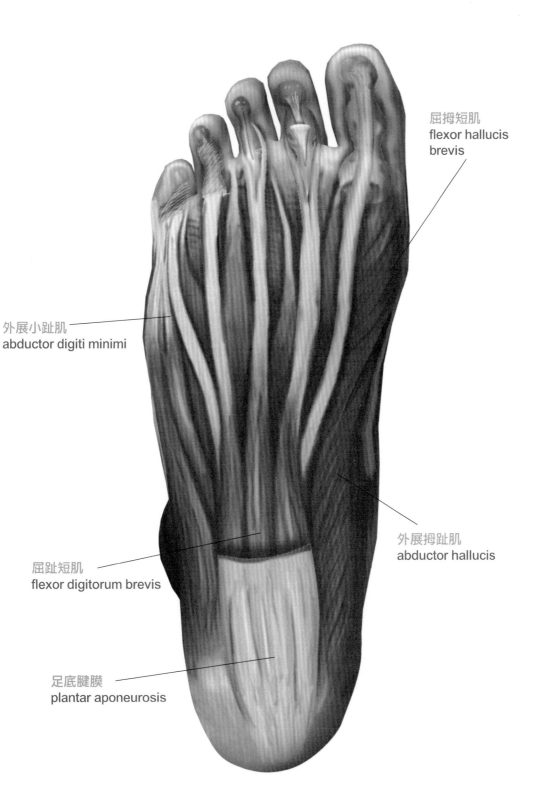

屈拇短肌
flexor hallucis
brevis

外展小趾肌
abductor digiti minimi

屈趾短肌
flexor digitorum brevis

外展拇趾肌
abductor hallucis

足底腱膜
plantar aponeurosis

足部 II.

❶ — ❷

倒些按摩油在手上,用雙手搓熱,從單腳開始
按摩,就像拉繩子一樣按拉他的腳底,一手拉
完換一手。

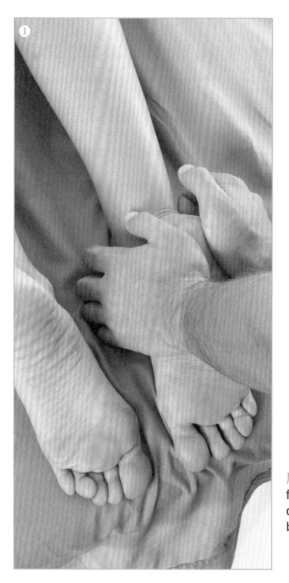

外展小趾肌
abductor
digiti minimi

屈拇短肌
flexor
hallucis
brevis

屈趾短肌
flexor
digitorum
brevis

外展拇趾肌
abductor
hallucis

足底腱膜
plantar
aponeurosis

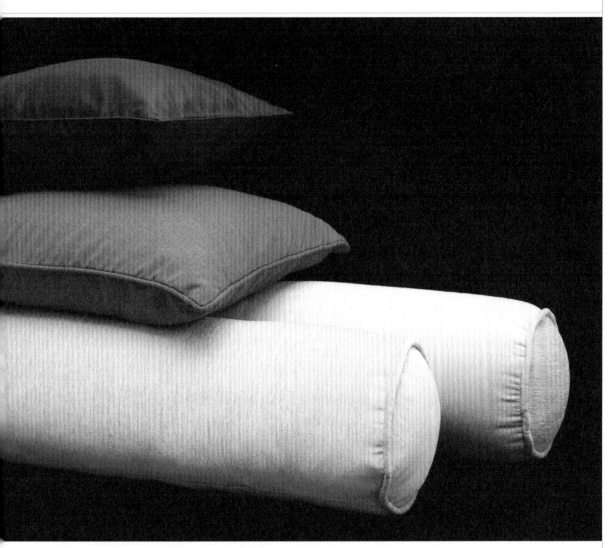

在開始按摩的療程之前，先在被按摩者的足踝下方放置適當高度的墊枕。

足部 Ⅲ.

❶ — ❷

再來單手輕輕握拳，用手指關節平面的地方，按壓腳後根。只要有墊枕靠在被按摩者的足踝下，按的力道可以很紮實。（當然在按的過程，可以詢問被按摩者力道大小是否剛好。）

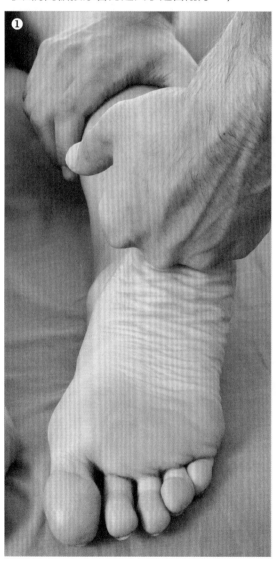

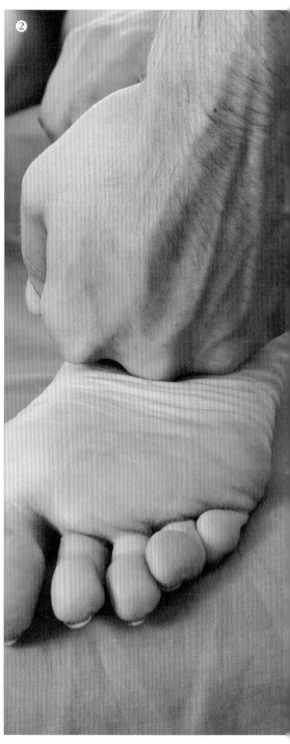

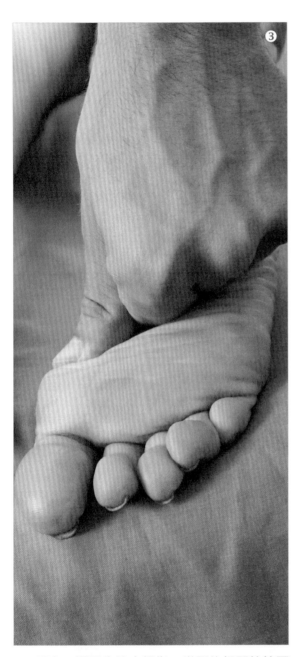

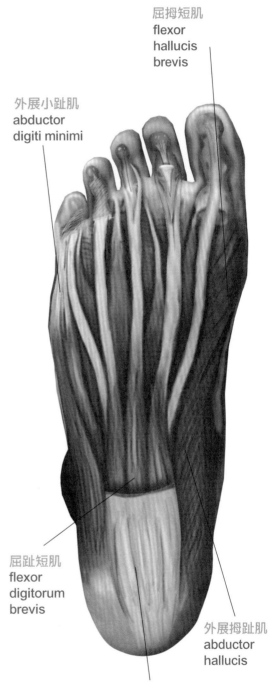

屈拇短肌
flexor
hallucis
brevis

外展小趾肌
abductor
digiti minimi

屈趾短肌
flexor
digitorum
brevis

外展拇趾肌
abductor
hallucis

足底腱膜
plantar aponeurosis

❸ 現在，運用你的大拇指，從腳後根開始按壓
到腳趾的部位。（記得要用其它手指頭支撐
大姆指。）當按到腳趾的末端時，記得向下
壓，這樣的感覺是相當舒服的。

足部 IV.

❶ 將雙手放在單腳的兩邊，上下來回用力按壓。
這樣的手法並非是拉扯足部，而是運用雙手按
揉腳底，就好像要溫暖雙足一樣。從足踝開
始，再循序往腳趾頭的方向按壓。

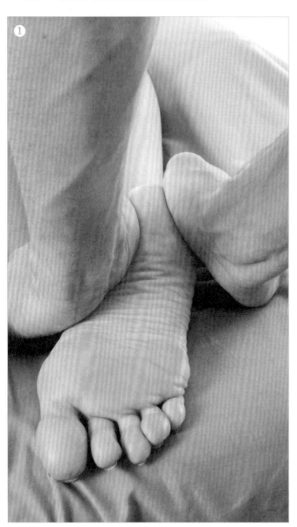

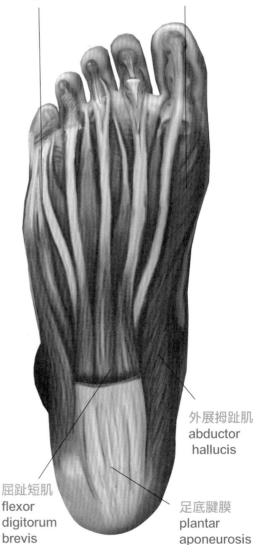

外展小趾肌
abductor
digiti minimi

屈拇短肌
flexor
hallucis
brevis

屈趾短肌
flexor
digitorum
brevis

外展拇趾肌
abductor
hallucis

足底腱膜
plantar
aponeurosis

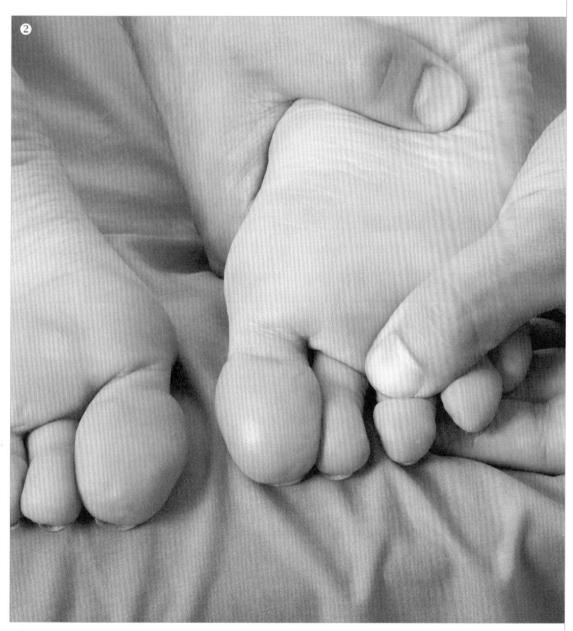

❷ 先用單手握住腳背，另一手有節奏性的按每一腳趾。
接下來，請被按摩者轉身，換成臉部朝上的姿勢。

Chapter O3 ▶

下半身 身體前面

在經過一整天的運動，奔波，或是工作，下半身通常是最容易累積疲勞的地方。雙腿，膝蓋，以及雙足帶著我們到想去的地方，讓我們可以進行每日全部的活動行程。因此怪不得這部位的身體需要經常性的照護和放鬆。在按摩下半身時，你會發現即使是最不敏感的人，在按到某些部位時還是會覺得很癢，例如腳底板。

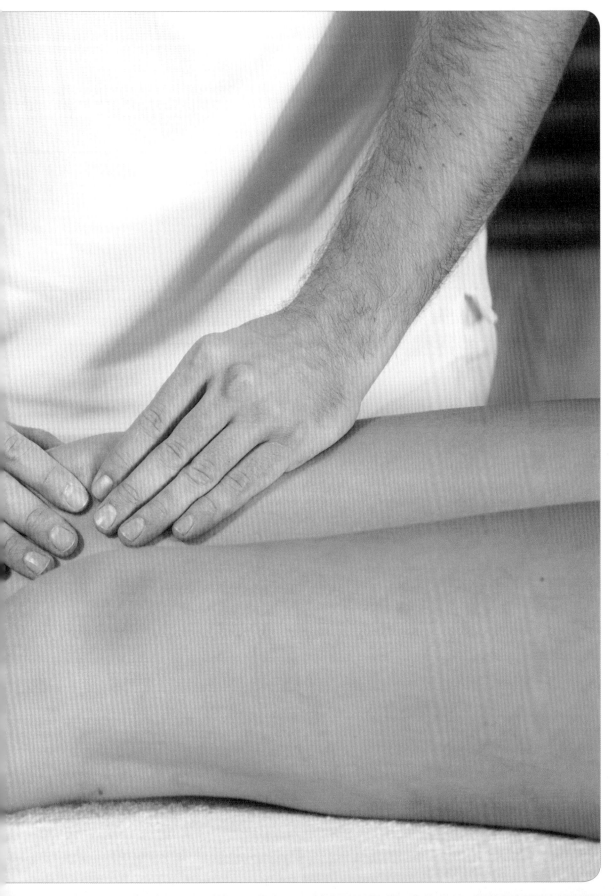

足部 I.

在你開始進行下一步驟,也就是被按摩者仰躺的姿勢時,有些小細節你需要注意。

有些人在轉過來換成仰躺的姿勢後,會覺得有點冷,你可以在旁邊放上一條輕薄的毯子備用,會很方便貼心。

被按摩者的雙手可依自己舒服的方式,任意的放置在身體旁。

也許他會需要一個枕頭放在頭下,當然這並非絕對必要,視個人需求。同樣的,也許有人會喜歡帶上眼罩,增加舒適度。

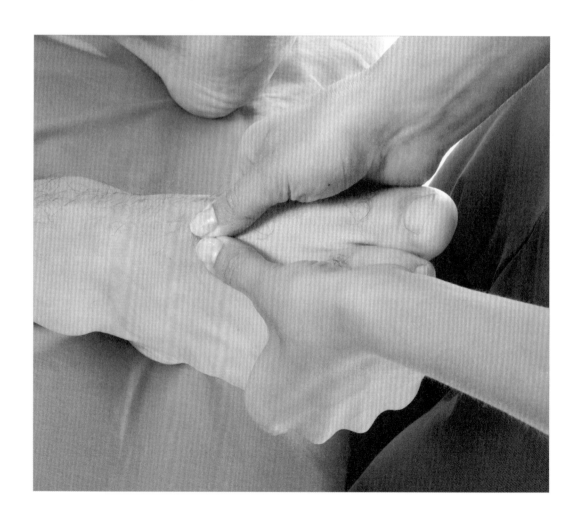

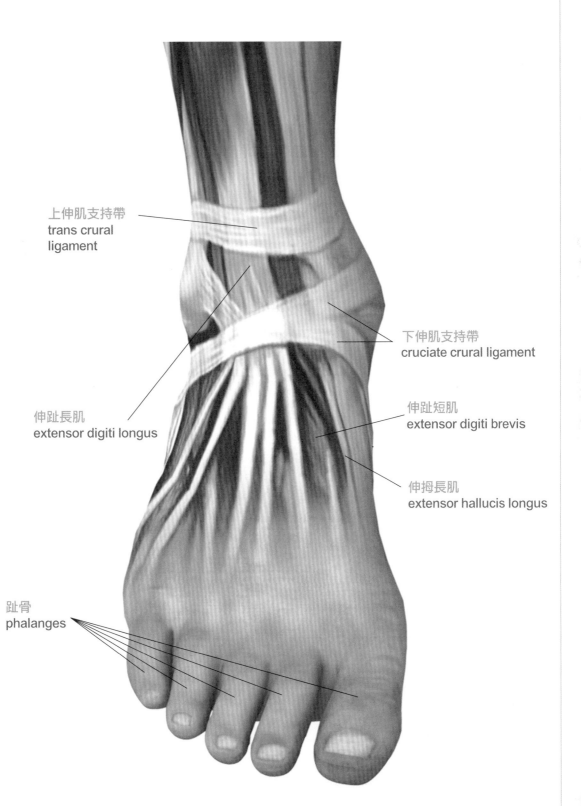

上伸肌支持帶
trans crural
ligament

下伸肌支持帶
cruciate crural ligament

伸趾長肌
extensor digiti longus

伸趾短肌
extensor digiti brevis

伸拇長肌
extensor hallucis longus

趾骨
phalanges

足部 II.

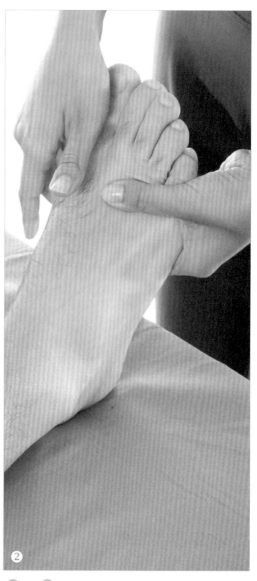

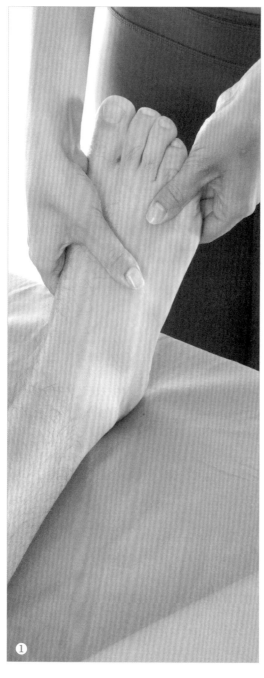

① — **③**

在轉換姿勢,雙方都調整到舒服的狀態後,便可開始進行足部按摩。站在按摩桌的尾端,先從單腳開始按摩,就像拉繩子一樣,一手拉按完,接續換一手。

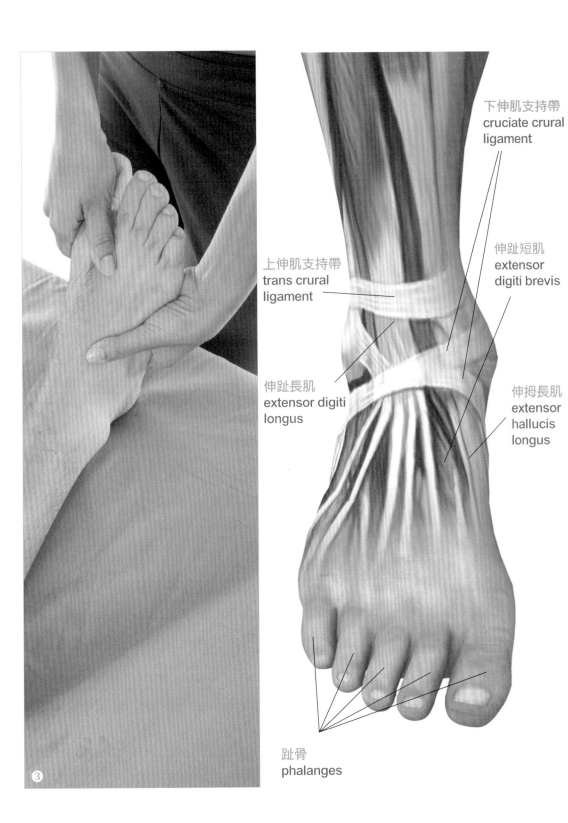

下伸肌支持帶
cruciate crural
ligament

上伸肌支持帶
trans crural
ligament

伸趾短肌
extensor
digiti brevis

伸趾長肌
extensor digiti
longus

伸拇長肌
extensor
hallucis
longus

趾骨
phalanges

❸

足部 Ⅲ.

❶ — ❸

接下來,運用你的大拇指,施加壓力按摩腳底。當他覺得癢時,依照先前的建議,放慢你的速度,加深按壓的力道。

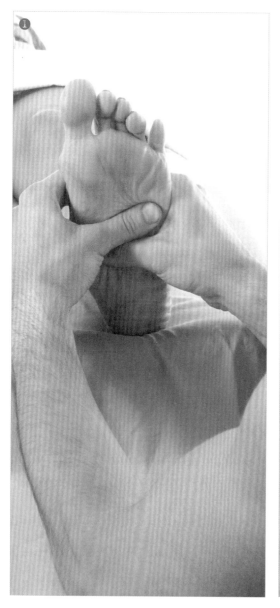

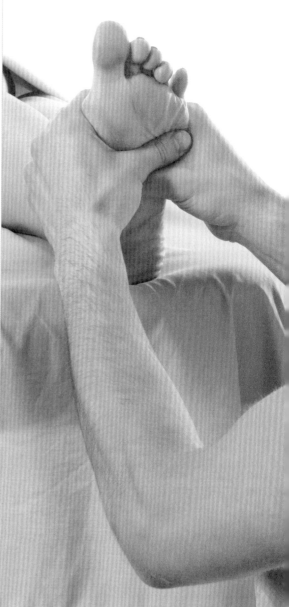

❸

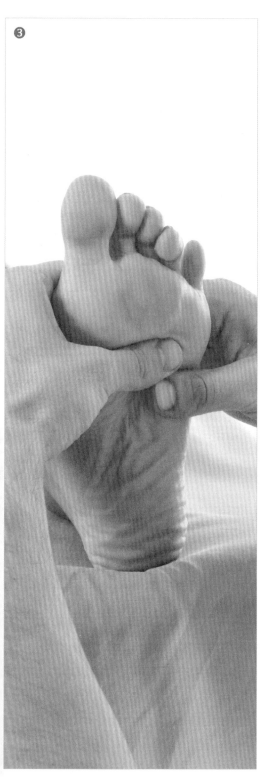

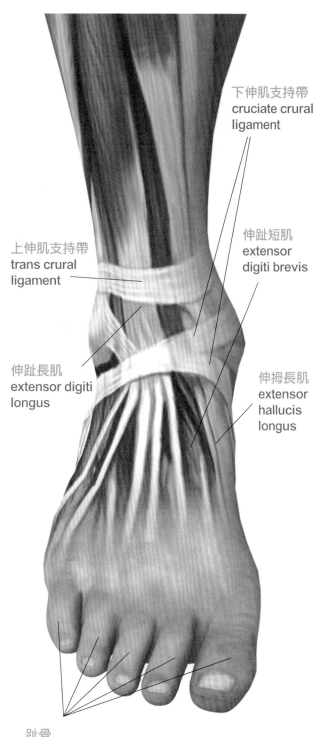

下伸肌支持帶
cruciate crural
ligament

伸趾短肌
extensor
digiti brevis

上伸肌支持帶
trans crural
ligament

伸趾長肌
extensor digiti
longus

伸拇長肌
extensor
hallucis
longus

趾骨
phalanges

足部 IV.

❶ — ❷

接續的動作需要多一些注意力。在接近足背的地方，先用雙手托住腳部。接下來雙手以相反的方向，和緩的按揉，扭捏足部，但不要讓手打滑過皮膚。

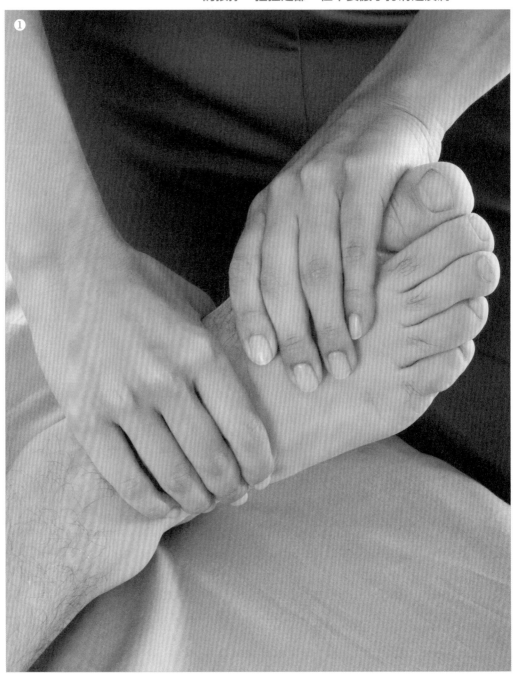

❶

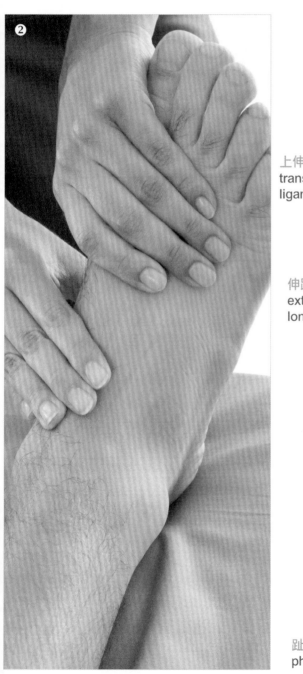

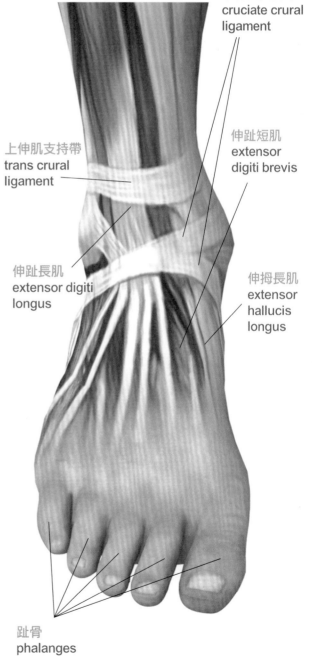

下伸肌支持帶
cruciate crural
ligament

伸趾短肌
extensor
digiti brevis

上伸肌支持帶
trans crural
ligament

伸趾長肌
extensor digiti
longus

伸拇長肌
extensor
hallucis
longus

趾骨
phalanges

足部 V.

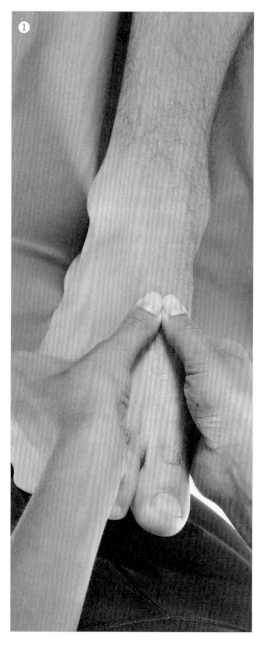

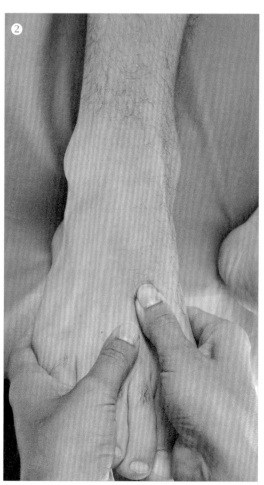

❶ — ❷

接下來，在蹠骨（亦稱足掌骨，組成人體足底的小型長骨）的地方，使用雙手的大拇指推按這部位的肌肉。先站在他腳底的位置，雙手托住單足，將手指放在他的足背，在足掌骨之間施壓推按，之後再按壓中間的肌肉，從腳踝一整個下推到足蹼。每個腳指都要循序按摩到。拇指推按的方向可以同方向，或是反方向亦可。

❸

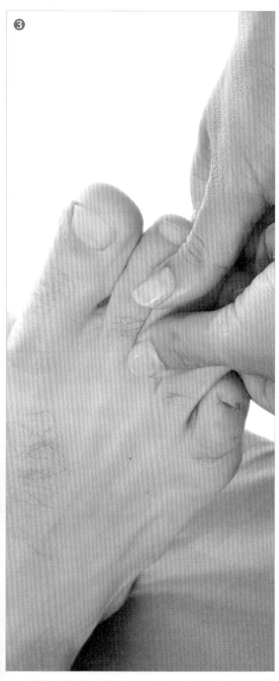

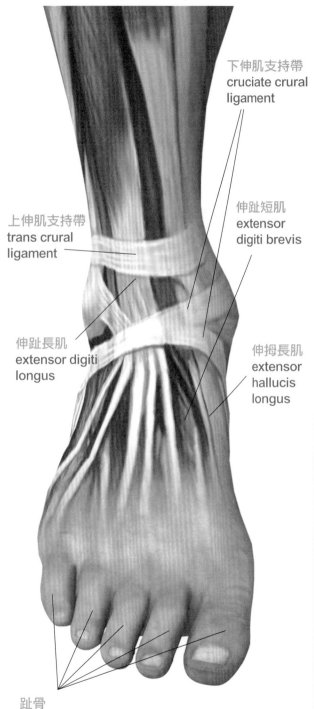

下伸肌支持帶
cruciate crural
ligament

伸趾短肌
extensor
digiti brevis

上伸肌支持帶
trans crural
ligament

伸拇長肌
extensor
hallucis
longus

伸趾長肌
extensor digiti
longus

趾骨
phalanges

❸ 接著用你的手指按摩每一個腳指頭。可以簡
單的用手指按擰，然後往外拉，或是邊按邊
往外。

足部 VI.

① 在足部按摩的最後，你可以在腳指甲的底部施加壓力按壓。

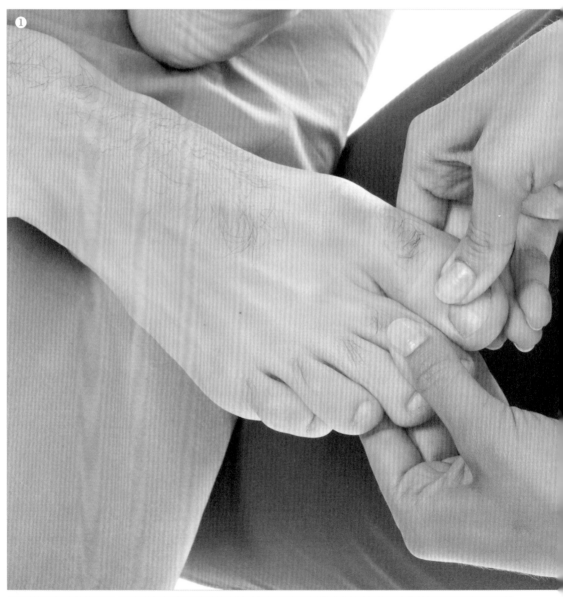

①

警 語 如果被按摩者已經懷孕或可能懷孕，不要進行這部分的按摩。
腳指甲有消耗能量的穴位。

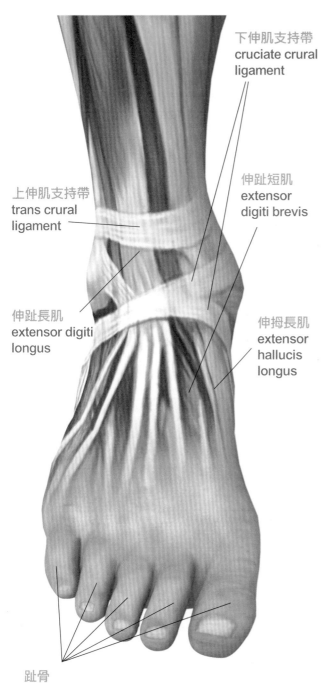

下伸肌支持帶
cruciate crural
ligament

伸趾短肌
extensor
digiti brevis

上伸肌支持帶
trans crural
ligament

伸趾長肌
extensor digiti
longus

伸拇長肌
extensor
hallucis
longus

趾骨
phalanges

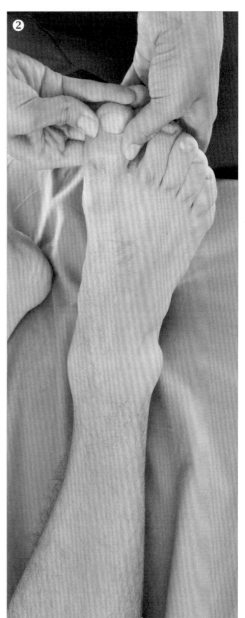

❷ 在結束單腳後，換到另一邊，以同樣
　的步驟程序完成按摩。

腳前部 I.

腿的肌肉是身體四個最大的肌肉群之一（其它三個為背部，手臂和胸部的肌肉群）。人類若沒有雙腿，便無法行走、跑步、攀爬，甚至連簡單的坐下都不行。光是這樣的理由，我們便應該 好好的對待辛苦的雙腿。

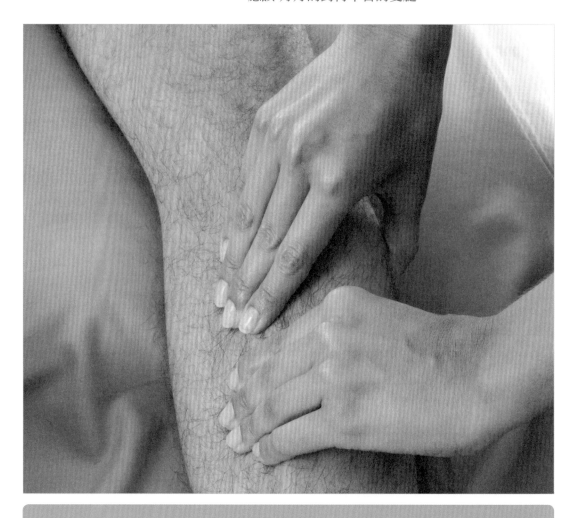

警 語	·在按摩的過程中，非常重要的一點是，不要有不正確的姿勢，因為這可能會拉傷自己的肌肉。必要時就移動位置，讓自己都能保持在舒服的姿勢。
	·若是被按摩者最近剛搭完長途飛行，且有腿部疼痛的現象，那便不要按摩腿部。這是深層血管血栓的症狀。

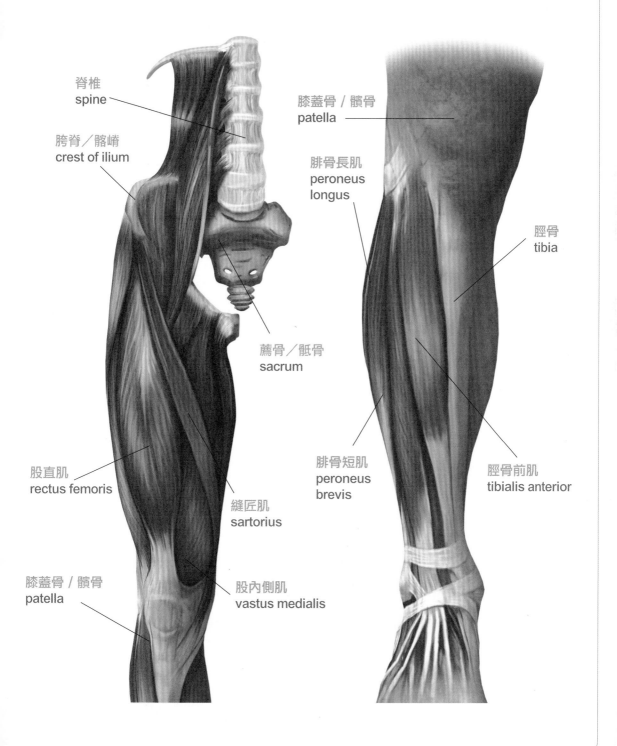

脊椎
spine

胯脊／髂嵴
crest of ilium

膝蓋骨／髕骨
patella

腓骨長肌
peroneus
longus

脛骨
tibia

薦骨／骶骨
sacrum

股直肌
rectus femoris

縫匠肌
sartorius

腓骨短肌
peroneus
brevis

脛骨前肌
tibialis anterior

膝蓋骨／髕骨
patella

股內側肌
vastus medialis

腿前部 II.

① — ③

開始前，在手心中倒上一些按摩油，雙手摩擦加熱。
之後站在他的足部的位置，先以雙手放在腿上，運
用輕撫長推的手法溫暖皮膚和增進血液的流動。先
以輕柔的力道，再慢慢的加重按摩的力量。

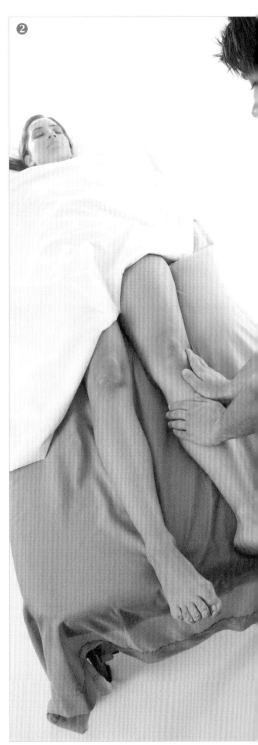

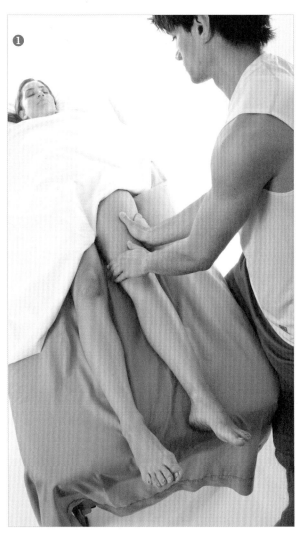

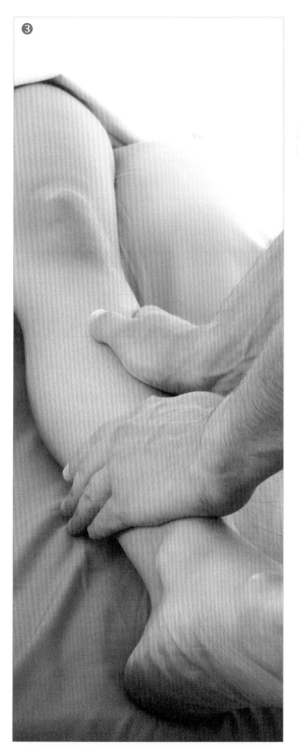

❸

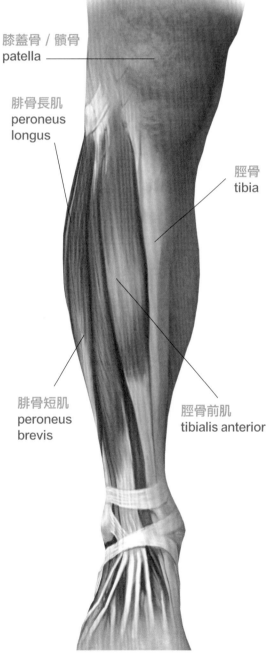

膝蓋骨／髕骨
patella

腓骨長肌
peroneus
longus

脛骨
tibia

腓骨短肌
peroneus
brevis

脛骨前肌
tibialis anterior

腳前部 Ⅲ.

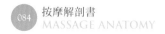

① 接著在小腿肚內側的地方，以揉的手法按摩。小腿肚亦稱為中段腓腸肌。這部位的肌肉相當有力，經常使用，幫助我們站立，行走，跑步，所以在這個地方按摩時，會讓身體和肌肉感到非常舒服。

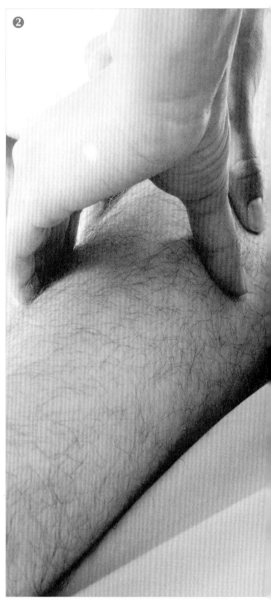

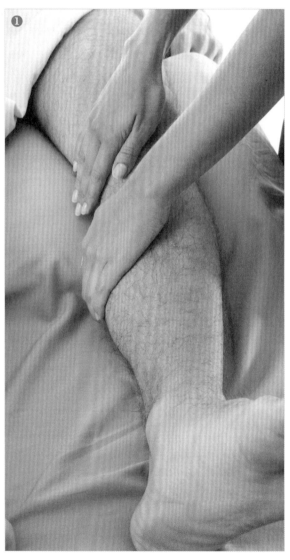

② 再來使用你的拇指在整個腓骨長肌的肌理部位進行摩擦（Friction，深層的拇指和指頭的圓形動作）的按摩手法，腓骨長肌為小腿外側的肌肉。如果被按摩的對象常常腳踝扭傷，就不要運用這個放鬆肌肉的按摩技巧。有些腳踝扭傷的原因便是因為腓骨長肌過於鬆弛。

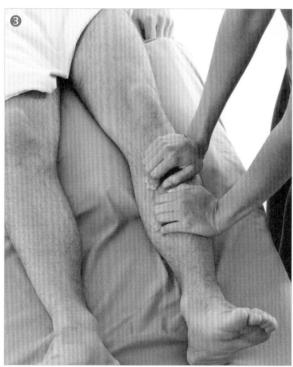

❸

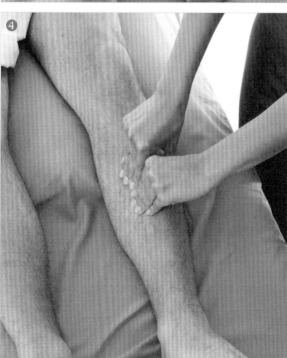

❹

❸ — ❹
再來輕柔的按捏整個脛骨的地方。記得
這個部位並沒有許多肌肉或是脂肪,所
以需要保持和緩的力道。

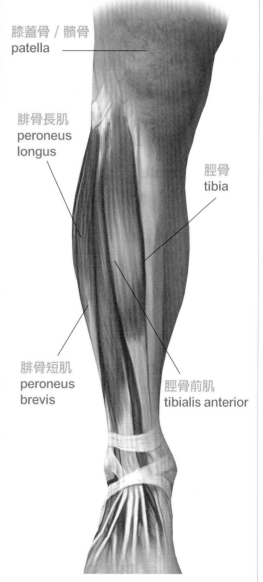

膝蓋骨／髕骨
patella

腓骨長肌
peroneus
longus

脛骨
tibia

腓骨短肌
peroneus
brevis

脛骨前肌
tibialis anterior

腳前部 IV.

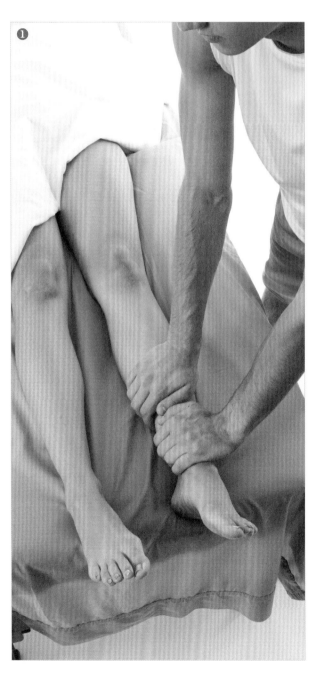

① — ②

承續上面的動作，來回上下揉捏整個腿部。從大腿一直按到腳踝，再從腳踝按回大腿。

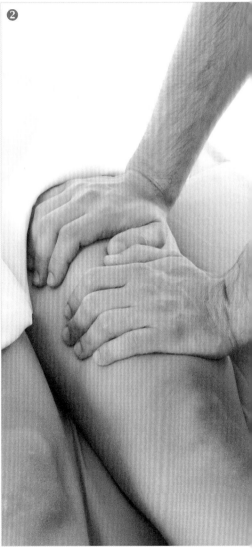

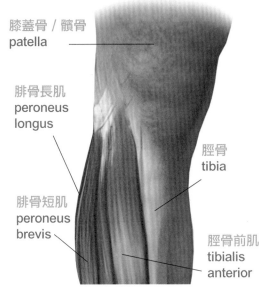

膝蓋骨 / 髕骨
patella

腓骨長肌
peroneus
longus

脛骨
tibia

腓骨短肌
peroneus
brevis

脛骨前肌
tibialis
anterior

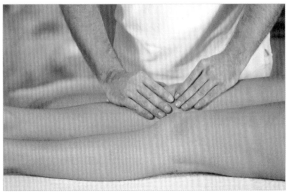

警 語	膝蓋是全身最複雜的關節，同時也是最脆弱的部位。因此要避免直接從膝蓋骨上方按壓，在膝蓋的兩側進行按摩即可。

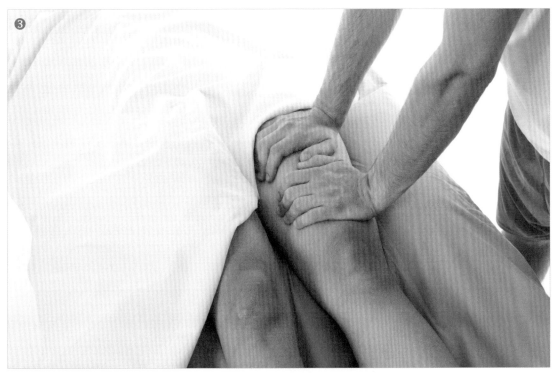

❸ 以壓捏的方式來按摩，雙手放在他的腿部，柔和的按壓整條腿。

腳前部 V.

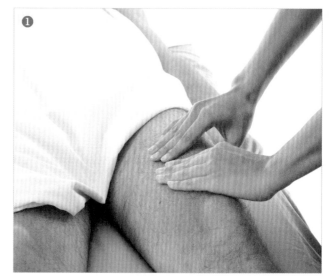

❶ — ❷

再來按捏股直肌的部位，股直肌為大腿
上方的肌肉，從髖部連結到膝蓋。它的
功能為活動膝蓋和髖部，每一次你走路
的時候，便是此肌肉在作用。因此我們
可要好好的給它多一點照護。

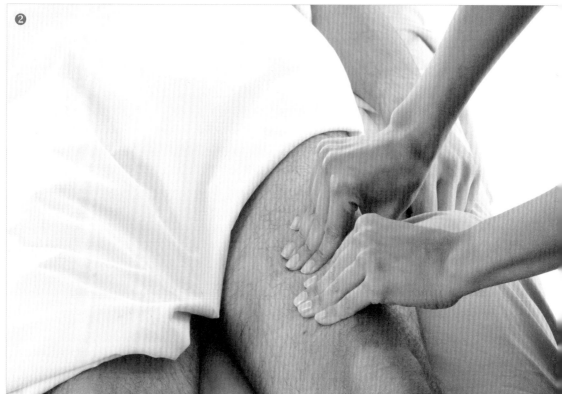

❸ — ❹

現在你將雙手半握拳，運用手關節在整個股直肌的地方按壓。從膝蓋開始，再往上一直按到大腿到髖部。

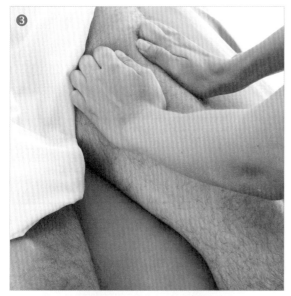

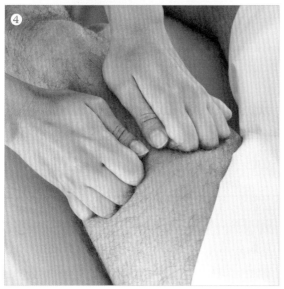

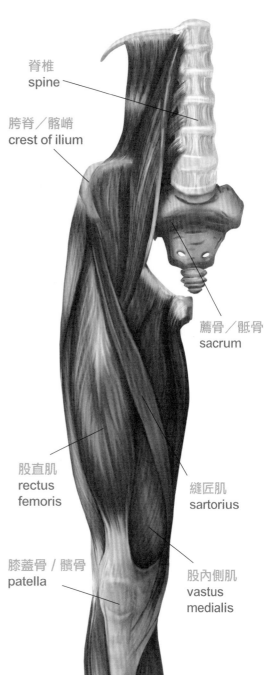

脊椎
spine

胯脊／髂嵴
crest of ilium

薦骨／骶骨
sacrum

股直肌
rectus
femoris

縫匠肌
sartorius

膝蓋骨／髕骨
patella

股內側肌
vastus
medialis

腳前部 VI.

① 再來單手輕輕握拳，另一手握住手腕增加支撐力。以拳頭直接在股直肌下壓，從膝蓋整個按壓到髖部。

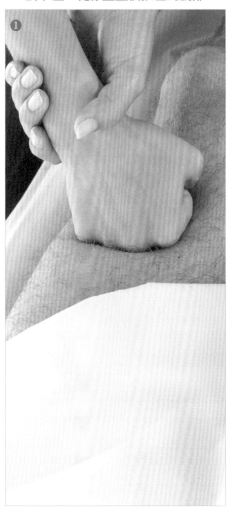

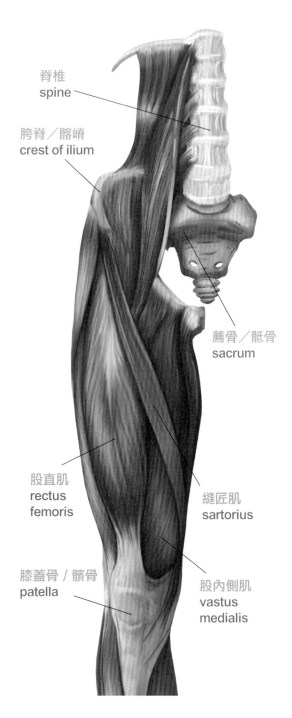

脊椎
spine

胯脊／髂嵴
crest of ilium

薦骨／骶骨
sacrum

股直肌
rectus
femoris

縫匠肌
sartorius

膝蓋骨／髕骨
patella

股內側肌
vastus
medialis

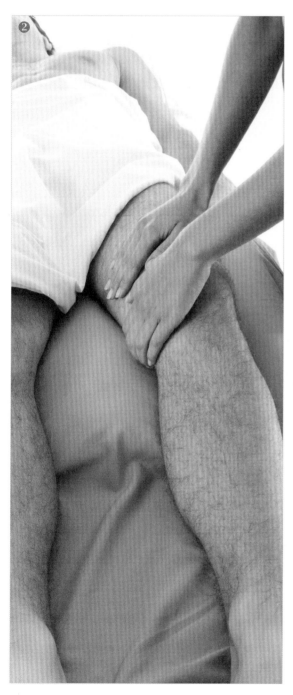

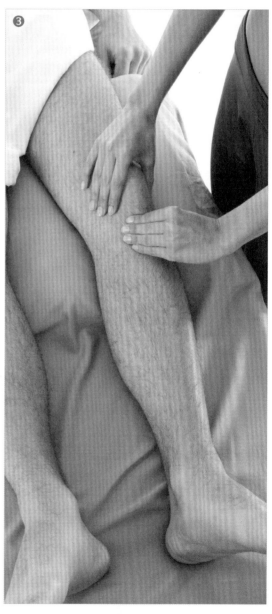

② — ③

接下來按摩膝蓋，抓住接近股內側肌部位的大腿，按捏此處的肌肉。

腳前部 VII.

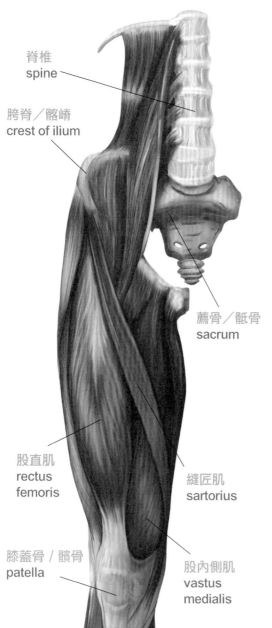

脊椎
spine

胯脊／髂嵴
crest of ilium

薦骨／骶骨
sacrum

股直肌
rectus
femoris

縫匠肌
sartorius

膝蓋骨／髕骨
patella

股內側肌
vastus
medialis

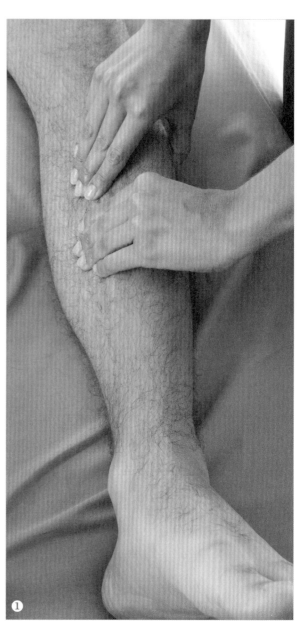

❶ 現在整條腿已經都很溫暖了，雙手捉住腿部的肌肉，運用手指以畫小圓的方式揉捏。從腳踝開始一直往上捏到大腿。

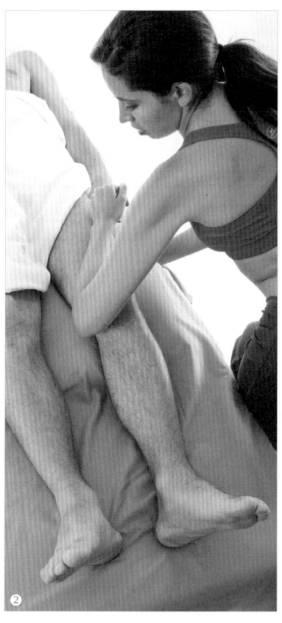

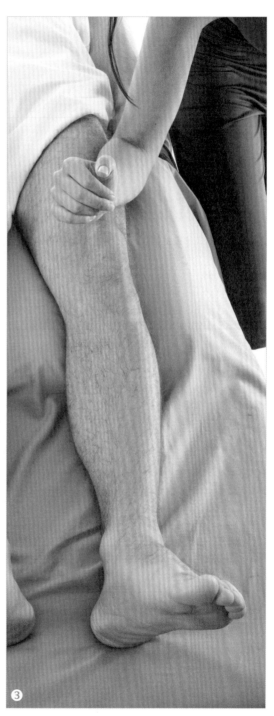

❷ — ❸

最後，以自己前手臂多肉的部位，下壓在大腿
內側，從膝蓋開始往上按，一直往上按到舒適
的地方為止。不要撞到膝蓋或是施加過大的力
道。

Chapter 04 ▶

上半身 身體前面

在按摩完腿部後，我們現在要換到上半身，先從腹部開始，再到胸部。

在按摩腹部時，要特別小心。這部位很脆弱，而且不常被按摩到。記住按摩的速度要緩慢輕柔，若被按摩者表示不舒服的話，那你可以跳過這一段，直接進行胸部或脖子或臉部的按摩。

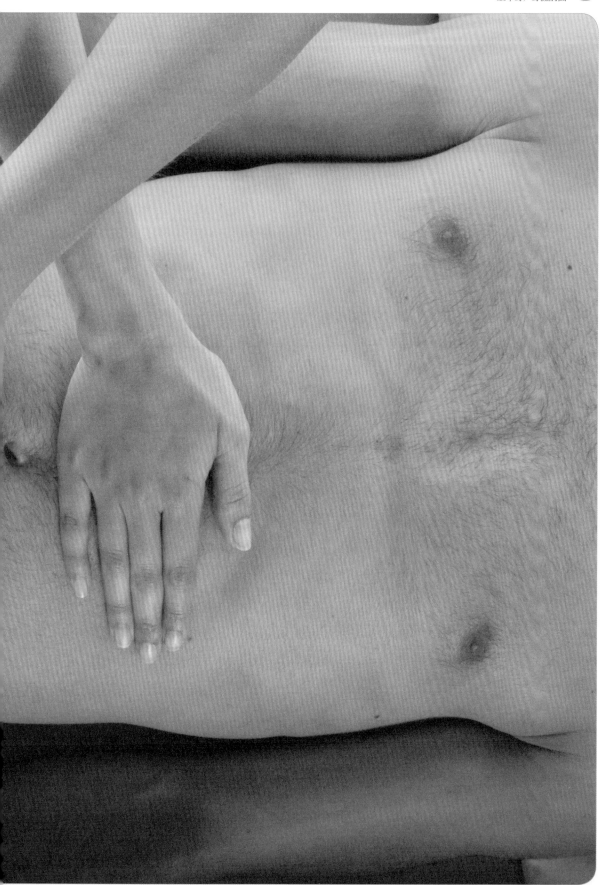

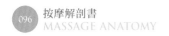
腹部和胸部 I.

　　腹部是由四塊不同的肌肉所組成的，分別是：腹內斜肌（internal oblique）、腹外斜肌（external obliques）、腹直肌（rectus abdominis）以及腹橫肌（transversus abdominis）。這四塊肌肉的組合讓我們可以站直、轉動、和彎曲身體。

　　許多專業的按摩治療師在進行全身按摩時，不會針對腹部做按摩，因為這部位很柔軟、脆弱。而且某些人在按受這部位的按摩時，容易產生感覺和情緒。在按摩此部位時，一定都要維持輕柔和緩的力道。

　　胸部由胸大肌（pectorailis major）和胸小肌（pectoralis minor）此二塊肌肉所組成。此兩大肌肉群讓我們可以做伸展擴張以及互相擁抱的動作。

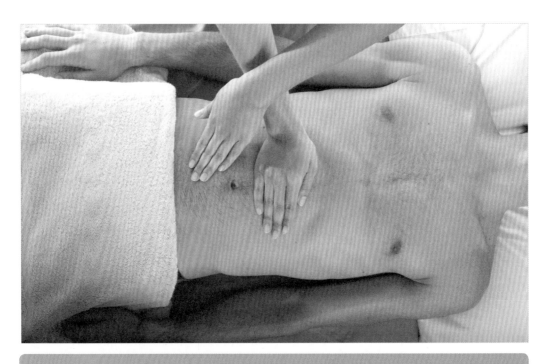

警 語	若是被按摩者目前正懷孕，高血壓或是有胃腸消化方面的問題，那請不要進行腹部按摩。或者是剛吃一頓大餐，按摩腹部也會非常的不舒服。

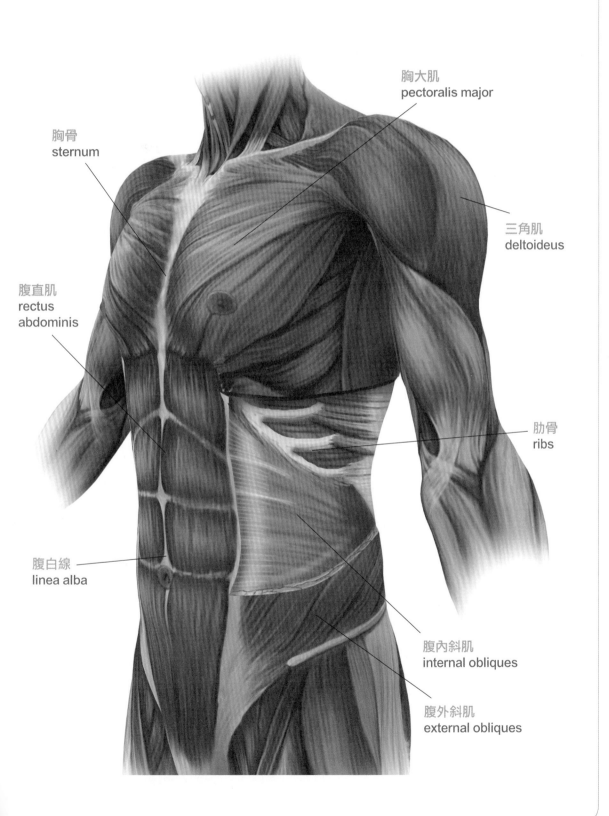

胸大肌
pectoralis major

胸骨
sternum

三角肌
deltoideus

腹直肌
rectus
abdominis

肋骨
ribs

腹白線
linea alba

腹內斜肌
internal obliques

腹外斜肌
external obliques

腹部和胸部 II.

1

先以標準的長推輕撫手法做暖身，但這一次你的力道需更加輕柔。在手心中倒上一些按摩油，雙手互相摩擦搓熱，請被按摩者吸氣吐氣。吐氣時，將你的雙手放在腹部上。

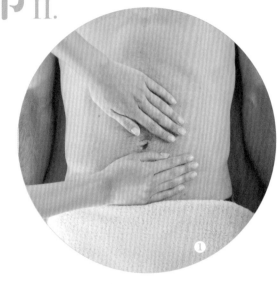

1

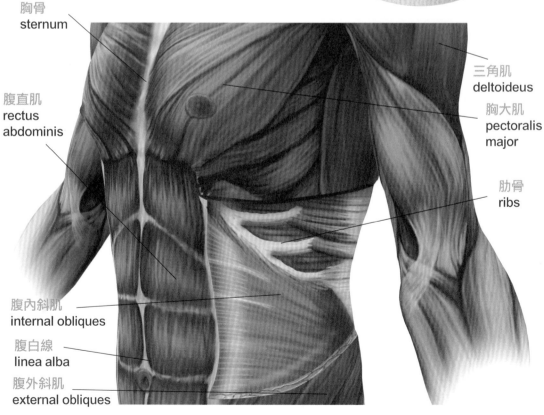

胸骨
sternum

三角肌
deltoideus

腹直肌
rectus
abdominis

胸大肌
pectoralis
major

肋骨
ribs

腹內斜肌
internal obliques

腹白線
linea alba

腹外斜肌
external obliques

②—③
將雙手以九點鐘和三點鐘的方向放在腹部上，雙手擺放的位置如同圖二一樣交叉。再來將雙手以順時針的方向移動，這是和消化相同的方向。在轉到某個角度時，你需要重新調整交叉雙手，這時候至少要維持一隻手和皮膚接觸的狀態。

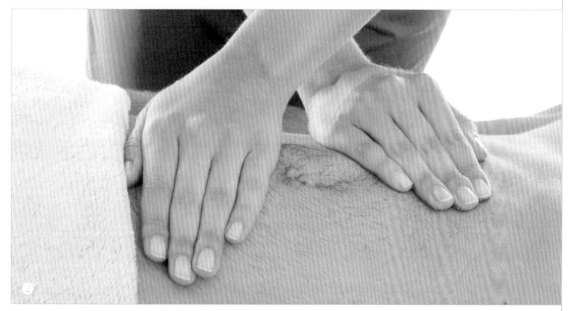

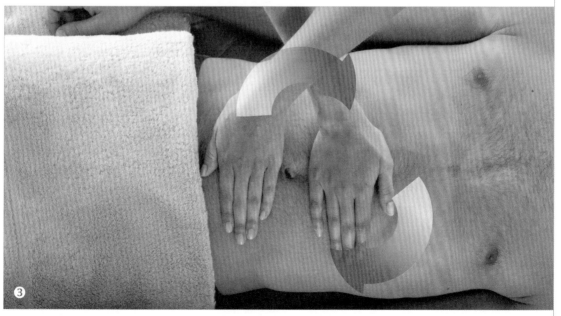

腹部和胸部 III.

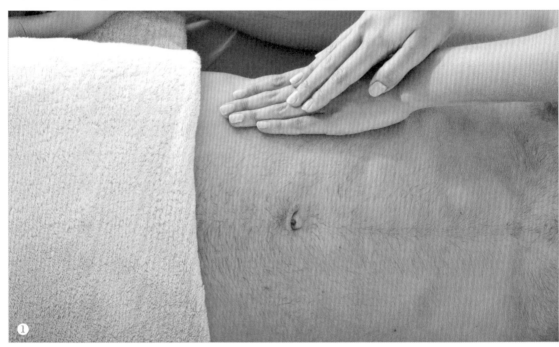

① 承接著之前的動作，將雙手上下重疊擺放，在肋骨底部和骨盆上方之間施加輕柔的力道。

② 雙手一樣維持重疊，在腹白線的兩側，施加輕柔力道，腹白線就是分隔腹直肌左右兩側的直線。

③ — ④
當你臉部朝下在按摩時，耙抓兩側的肋骨。將手彎起形成爪子的形狀，手指的頂端放在肋骨的中間。輕輕的將手往上朝腹白線的方向耙抓。身體兩側各進行數次此動作。

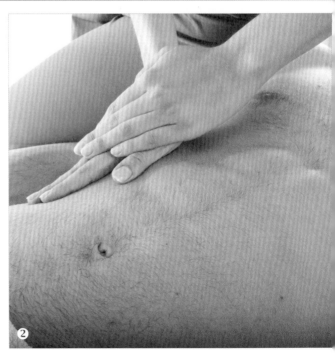

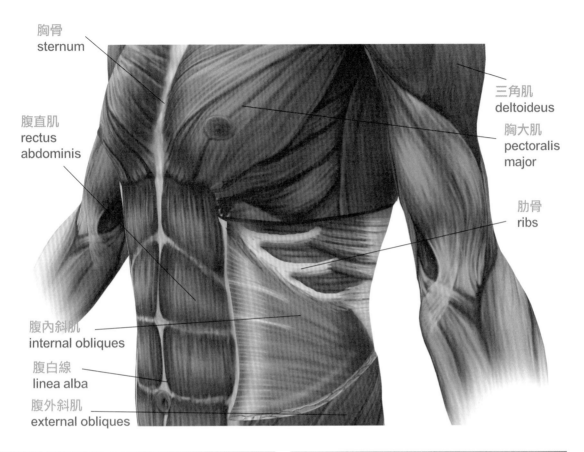

胸骨
sternum

三角肌
deltoideus

腹直肌
rectus
abdominis

胸大肌
pectoralis
major

肋骨
ribs

腹內斜肌
internal obliques

腹白線
linea alba

腹外斜肌
external obliques

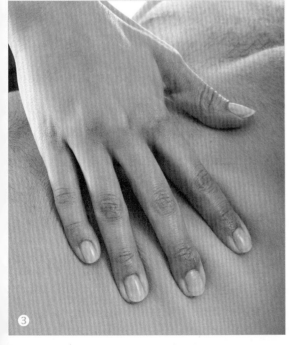

❸

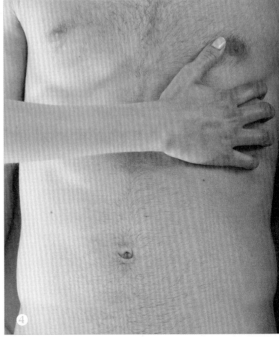

❹

腹部和胸部 Ⅳ.

① — ②

接著將雙手上下重疊，上方的手可以支撐下部的手指頭，輕柔的按摩胸骨。不要直接在劍狀軟骨（xiphoid process）按壓，這是胸骨頂端的一塊骨頭，直接按壓可能會造成骨折。

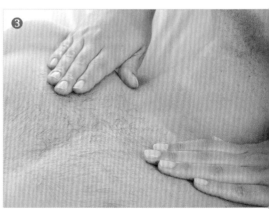

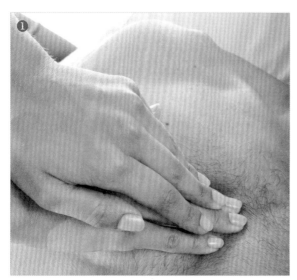

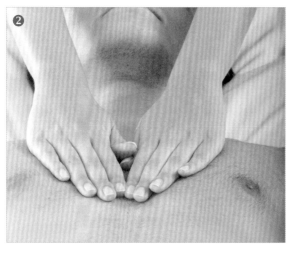

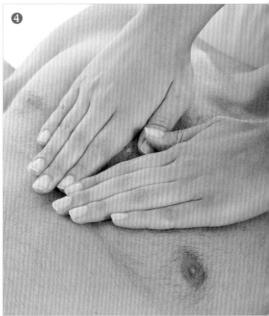

③ — ④

現在將雙手各自放在兩側的鎖骨上，從胸骨開始以畫圓的方式在胸膛上按摩，從裡到外。雙手在推按的同時都要保持放平的狀態。

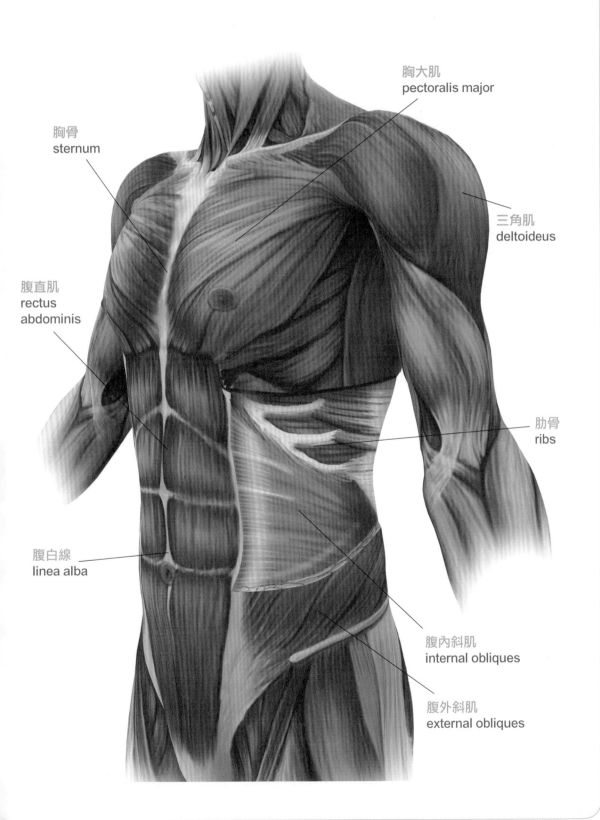

胸大肌
pectoralis major

胸骨
sternum

三角肌
deltoideus

腹直肌
rectus
abdominis

肋骨
ribs

腹白線
linea alba

腹內斜肌
internal obliques

腹外斜肌
external obliques

腹部和胸部 V.

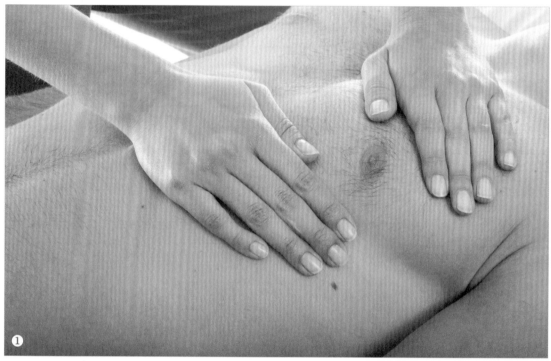

①

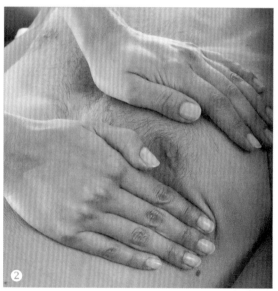

②

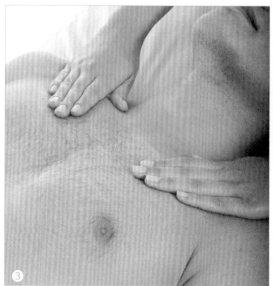

③

①－②

再次回到胸大肌上按摩，雙手同圖一所示，在按的時候，不要讓手掌在皮膚上滑動，而是要略施力量，揉按手掌下方的肌肉。

③ 接下來將雙手分別放在兩側肩膀邊緣的鎖骨，這樣你的大拇指會直接位於鎖骨上，其它的手指放在胸上。輕柔的按捏，手指頭在鎖骨上往胸骨的方向按。

警 語	當你在按鎖骨的部位時，要非常的溫和，千萬不要過度按壓。因為此部位有許多的神經和血管。

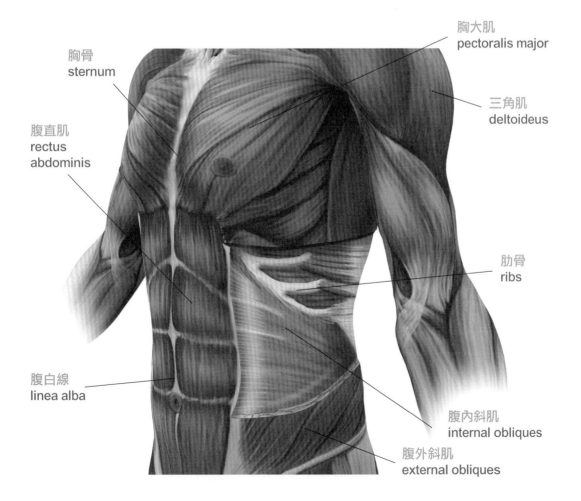

胸骨
sternum

胸大肌
pectoralis major

三角肌
deltoideus

腹直肌
rectus
abdominis

肋骨
ribs

腹白線
linea alba

腹內斜肌
internal obliques

腹外斜肌
external obliques

腹部和胸部 VI.

　　緊胸肌（tight pectoral muscles）讓頸部可以向前傾，為了保持頭部向前直看的姿勢，上部肩膀和頸部需要更多的收縮，以維持頭部直立。肌肉長期處在這樣的情形會導致上肩和脖子的痠痛。接下來的按摩動作可以幫助放鬆這部位的肌肉。

　　如圖一所示，托住左手腕，確保左手臂和身體一直維持平行的狀態。

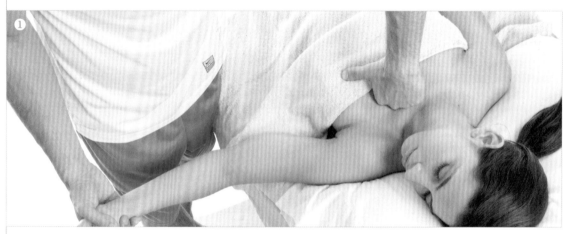

❶ 左手輕輕握拳，放在靠近胸骨部位的鎖骨上。

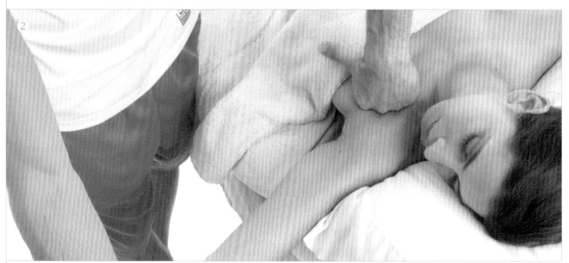

❷ — ❹

將拳頭往腋窩的方向滑動，同時將左手臂往頭部的方向傾，保持和身體平行。將拳頭換成手掌心的部位，重複剛才的按摩步驟。

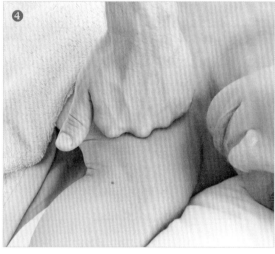

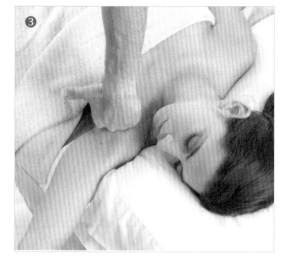

警 語 | 胸部的肌肉組織數量決定著你可以施加的力道多寡。按摩時要詢問被按摩者，所能承受的按摩力道。

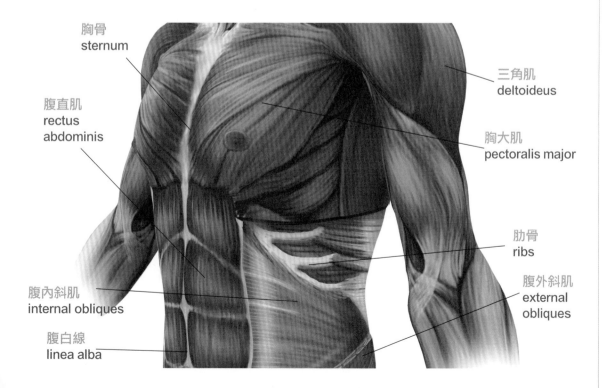

胸骨
sternum

三角肌
deltoideus

腹直肌
rectus
abdominis

胸大肌
pectoralis major

肋骨
ribs

腹內斜肌
internal obliques

腹外斜肌
external
obliques

腹白線
linea alba

手臂和肩膀 I.

　　我們每日使用到手臂和肩膀的次數頻繁，大多數的人都不會留意這件事。揮動網球拍、壘球棒、坐在書桌前打字、打掃家裡、拿手機講話，這些活動均需要手臂和肩膀的配合。這些部位因為使用頻繁，只要加以按摩，大部分都會有許多益處。

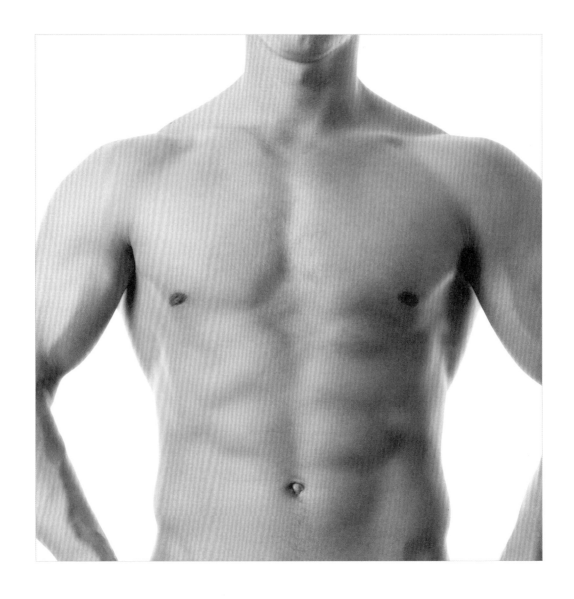

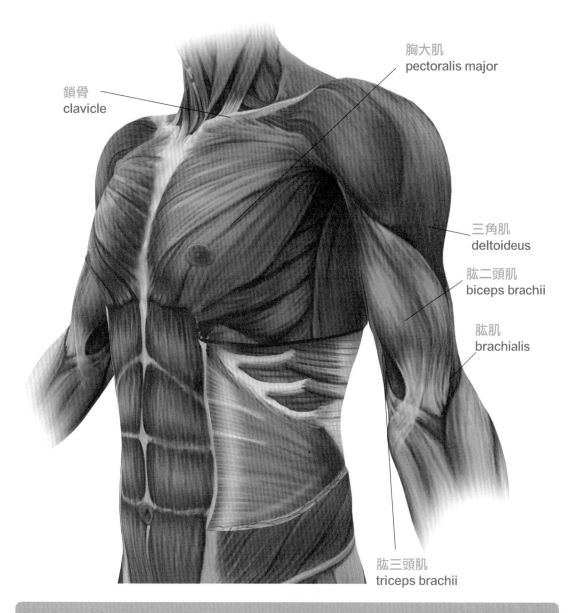

鎖骨
clavicle

胸大肌
pectoralis major

三角肌
deltoideus

肱二頭肌
biceps brachii

肱肌
brachialis

肱三頭肌
triceps brachii

警語 ・手臂上有三大主要神經通過。其中一條為尺骨神經，從鎖骨到小指之間。尺骨
神經在通過手肘的地方時幾乎沒有任何保護，這就是因為當你撞到手肘的尺骨
端（肘端神經敏感部位）會如此疼痛的原因。你撞到其實就是尺骨神經。這只
是按摩手肘和肩膀關節附近都要小心的其中一個原因。

・第二個普遍上要小心的理由是，若是過於用力可能會讓關節擺動的幅度超過應
有的範圍，所以在按摩四肢時，都要輕柔和緩。

手臂和肩膀 II.

❶ ― ❸

在掌心中倒一些按摩油，摩擦雙手溫熱按摩油。再以溫和的長推輕撫手法，從手腕到肩膀，做為暖身，讓血液流暢。

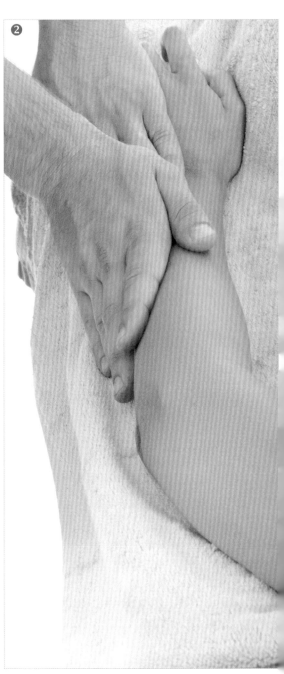

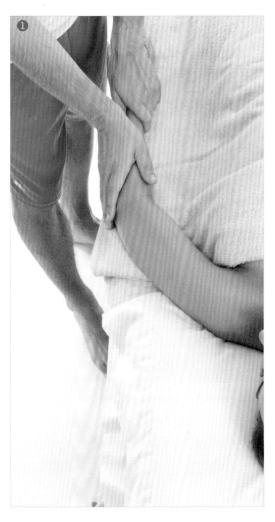

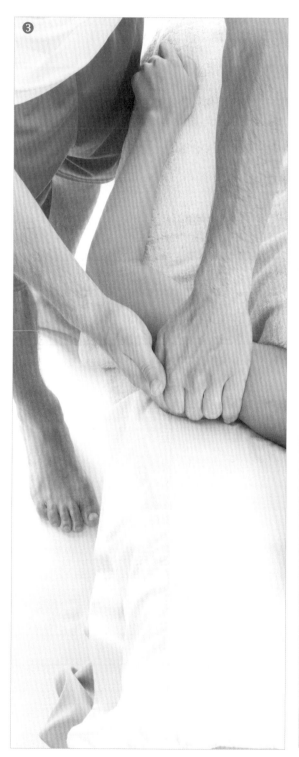

❸

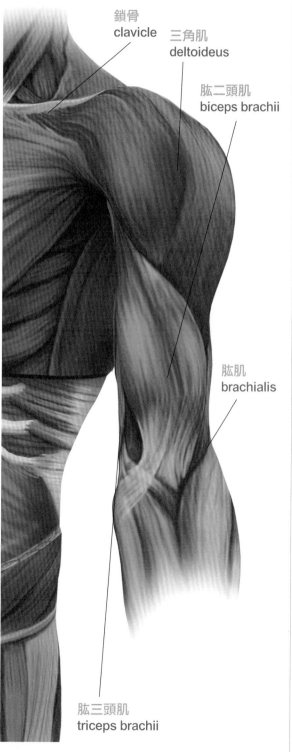

鎖骨
clavicle

三角肌
deltoideus

肱二頭肌
biceps brachii

肱肌
brachialis

肱三頭肌
triceps brachii

手臂和肩膀 Ⅲ.

①—③

接下來，將指尖放在鎖骨上。略施壓力，讓指尖從鎖骨往外滑動到腋下。這會讓身體很舒服，同時可幫助淋巴液往淋巴結的地方移動。

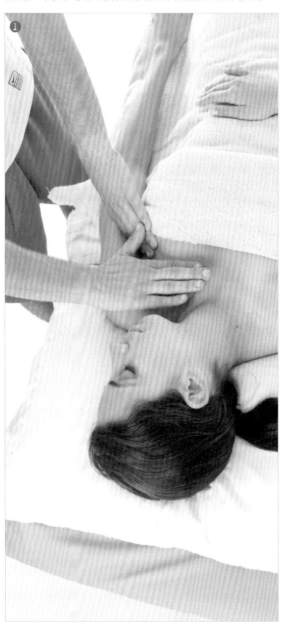

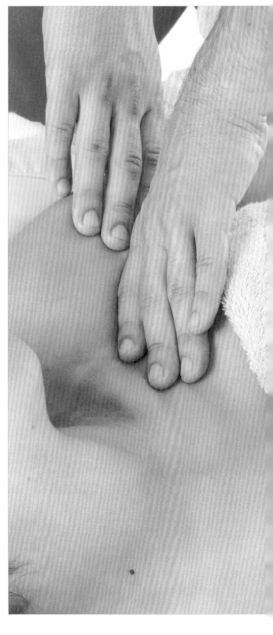

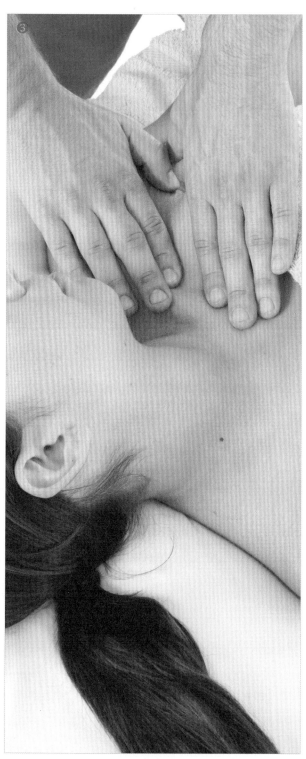

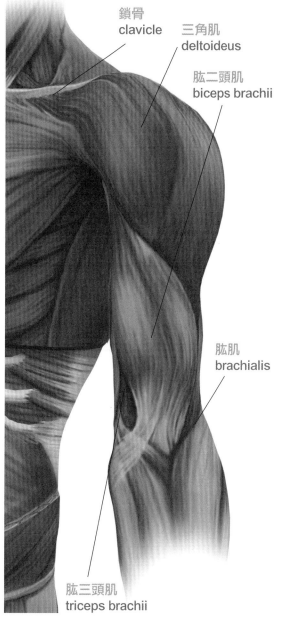

鎖骨
clavicle

三角肌
deltoideus

肱二頭肌
biceps brachii

肱肌
brachialis

肱三頭肌
triceps brachii

▶ 按摩訣竅

淋巴液是無色透明的液體，在身體循環流動，收集外來的微生物，例如會造成身體感染的細菌。增加淋巴液的流動可以幫助身體清除這些毒素。除此之外，我們還發現按摩能夠增進關節活動的範圍，放鬆肌肉，刺激腦內啡的分泌，腦內啡是讓身體感到愉快的化學物質。

手臂和肩膀 IV.

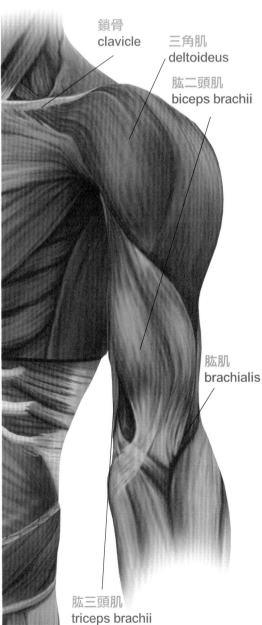

鎖骨
clavicle

三角肌
deltoideus

肱二頭肌
biceps brachii

肱肌
brachialis

肱三頭肌
triceps brachii

① — ②
雙手放在肩膀周圍，像杯子（cupping，杯吸法）一樣圍住肩膀。然後前後揉按皮膚。

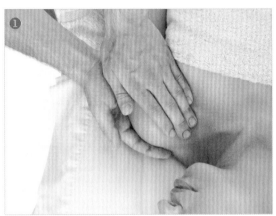

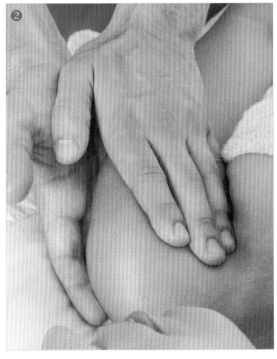

③ — ⑤

現在捉住二頭肌，像圖三所示，雙手從肩膀接替揉捏到手腕。不要按到手肘關節。

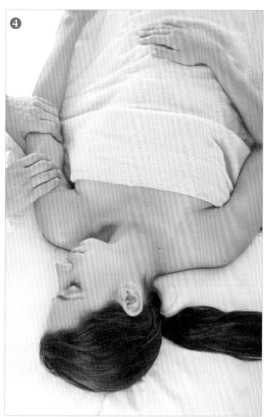

④

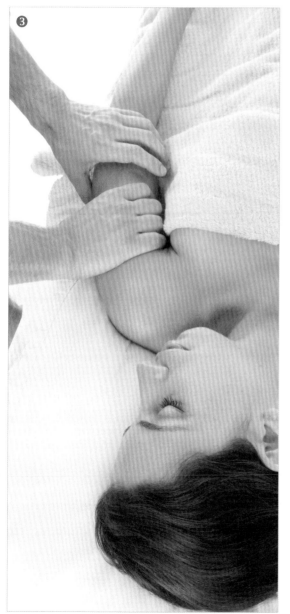

③

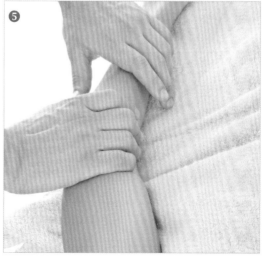

⑤

手臂和肩膀 V.

① — ③

溫和的用你的右手托住被按摩者的左手，如圖一所示，抓的地方以手掌為佳，儘量不要抓在手腕上。將自己的左手放在她的左三頭肌上。將她的手臂往自己的方向拉，同時左手將她的左三頭肌往身體的反方向推。

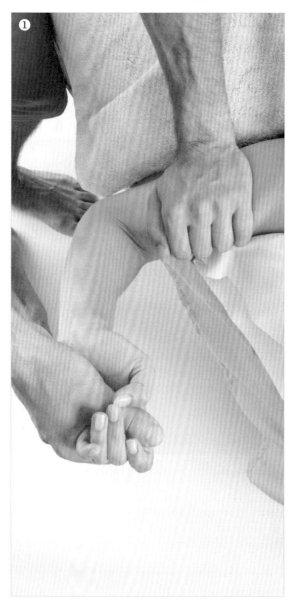

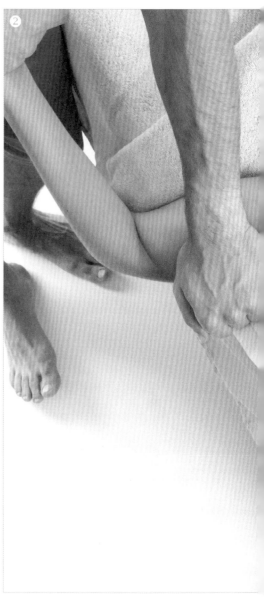

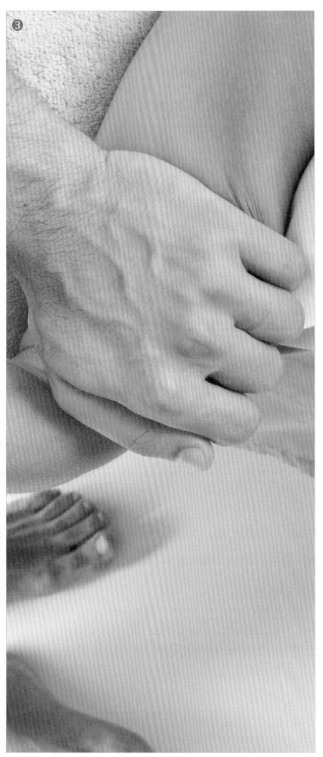

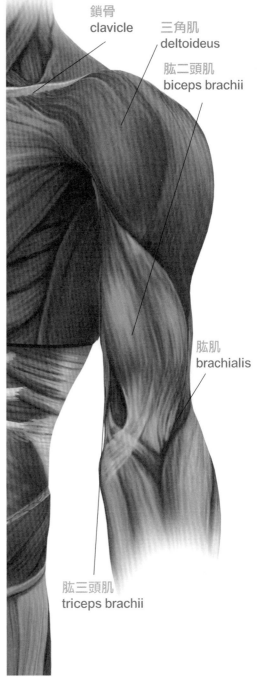

鎖骨
clavicle

三角肌
deltoideus

肱二頭肌
biceps brachii

肱肌
brachialis

肱三頭肌
triceps brachii

手臂和肩膀 VI.

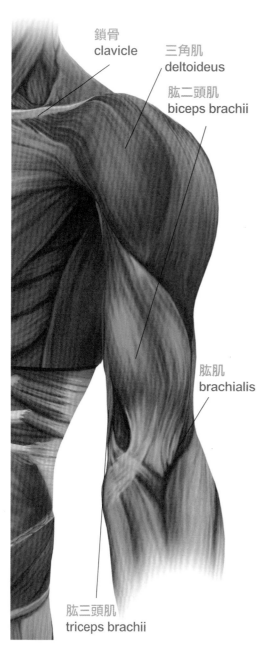

鎖骨
clavicle

三角肌
deltoideus

肱二頭肌
biceps brachii

肱肌
brachialis

肱三頭肌
triceps brachii

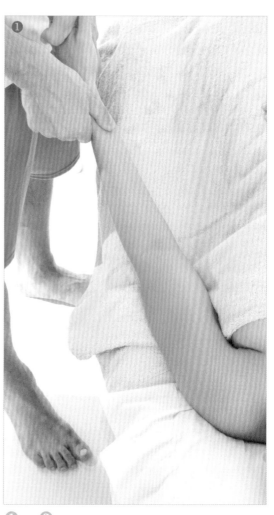

❶ — ❸

承接著上面的動作，用你的手指輕推肱橈肌
（brachioradialis），肱橈肌是位於手臂前
外側淺層的一塊肌肉，為手臂中最長的肌肉
束。如圖一所示，將你的手放在肱橈肌上，好
像你要捏起肌肉一樣，之後再往手肘的方向推
按，力道輕柔即可。

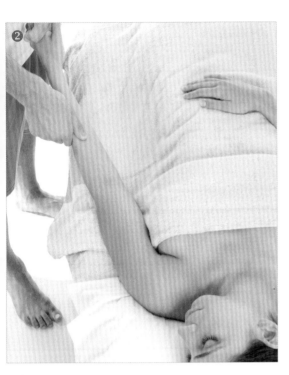

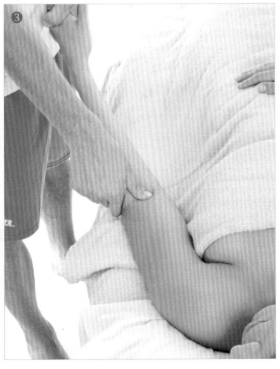

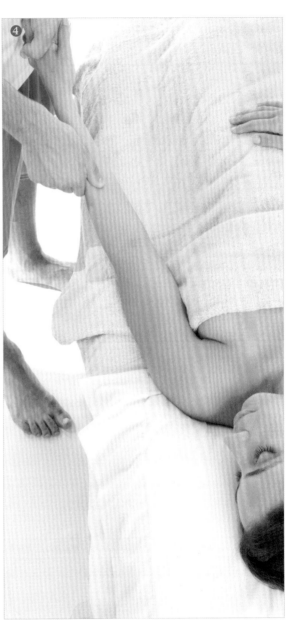

④ 重複剛才的動作，這次運用大拇指和食指中間的虎口來推撫肌肉。
當你完成單邊肩膀和手臂的按摩後，換到另一側，重複相同的程序和步驟。

手 I.

　　手掌是身體最複雜精細的部位之一，人類因此成為萬物之靈。完全對生的雙手拇指可以輕鬆握住和使用工具物品。手總共具有二十七個骨頭和二十五束肌肉，總是不停的活動著，按摩手部可以讓身體產生相當舒服的感受。

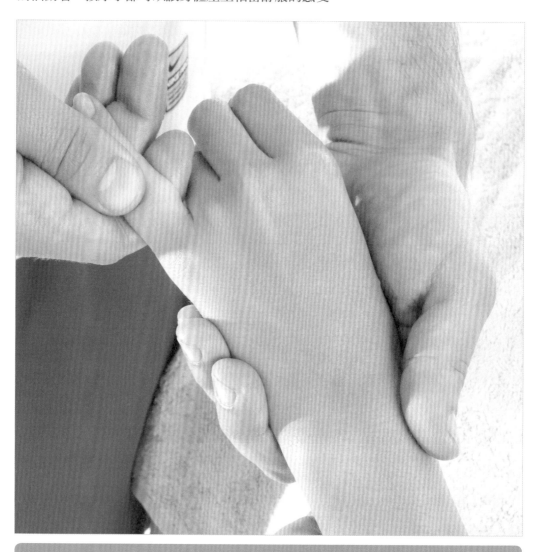

警　語　被按摩者患有關節炎時，請小心按摩手部。溫和施力，並詢問對方的感受。

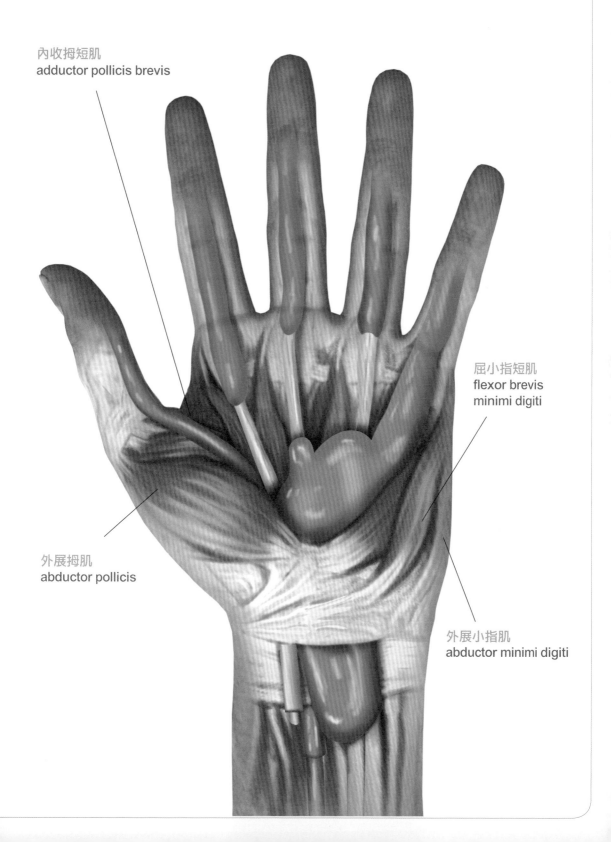

內收拇短肌
adductor pollicis brevis

屈小指短肌
flexor brevis
minimi digiti

外展拇肌
abductor pollicis

外展小指肌
abductor minimi digiti

手 II.

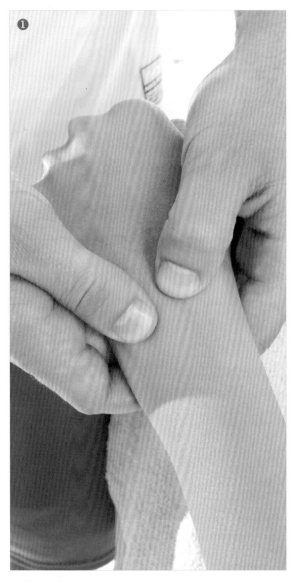

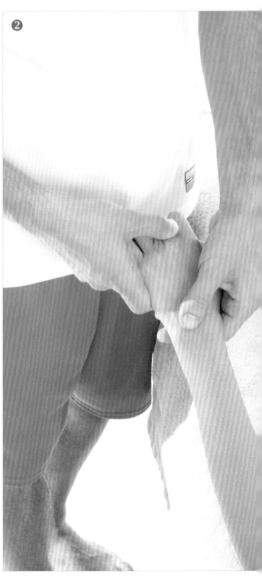

❶ — ❷

如圖一所示，抓住被按摩者的手腕，運用你的大拇指輕柔的按壓手臂和手腕銜接的範
圍，這個地方位於腕骨 (carpals)、橈骨 (radius) 和尺骨 (ulna) 之間。

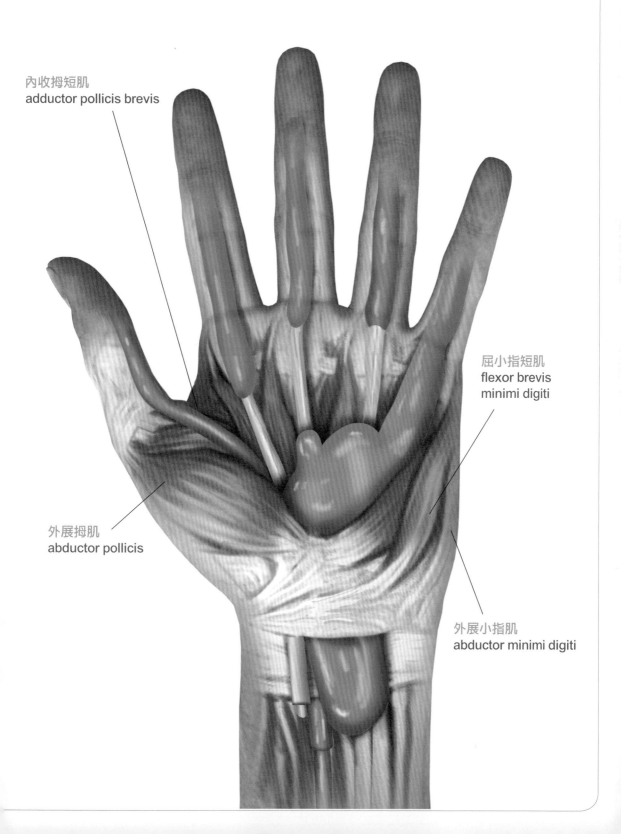

內收拇短肌
adductor pollicis brevis

屈小指短肌
flexor brevis
minimi digiti

外展拇肌
abductor pollicis

外展小指肌
abductor minimi digiti

手 III.

❶ — ❸

接下來，如圖所示，托住單手手掌，將自己的大拇指放在被按摩者的大拇指底端，另一手的拇指放在小指的底端。將被按摩者的拇指和小指放在自己雙手的前二隻手指頭之間。用自己的拇指按摩手掌心，從手掌根部到手指頭下方，輪流按摩每隻手指頭。

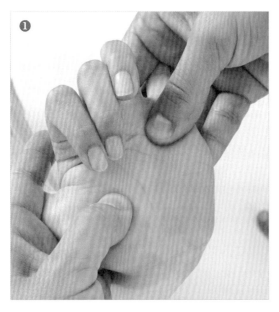

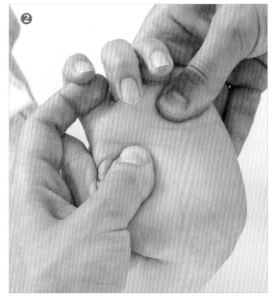

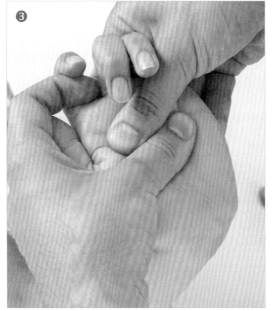

❹ 現在將手反轉到手背的方向，按摩每個指頭，揉捏整隻指頭。

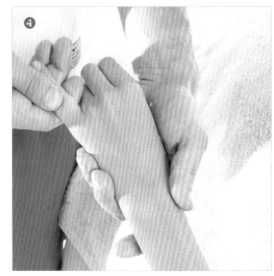

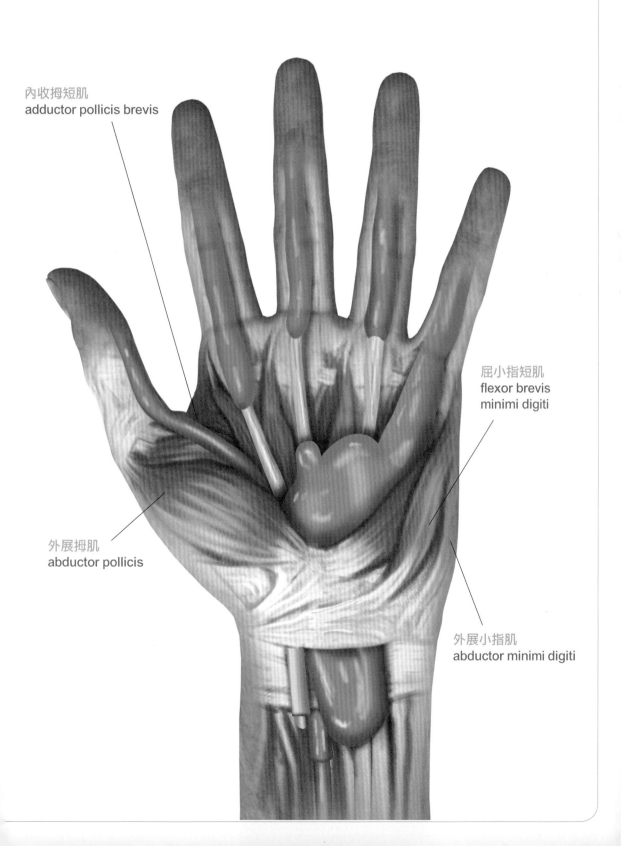

內收拇短肌
adductor pollicis brevis

屈小指短肌
flexor brevis
minimi digiti

外展拇肌
abductor pollicis

外展小指肌
abductor minimi digiti

手 IV.

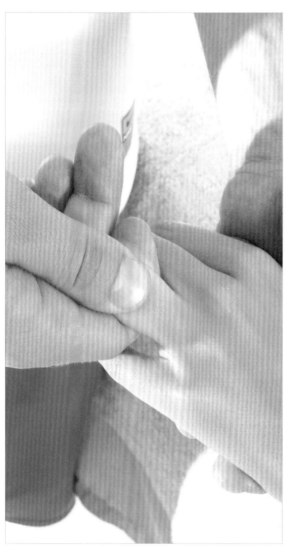

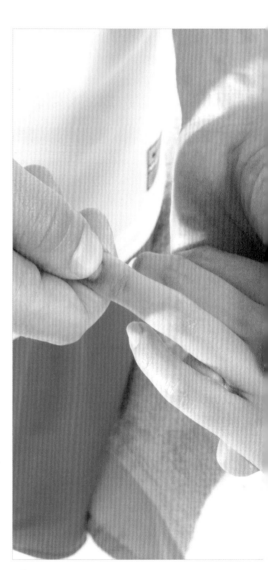

❶ 重複手部的按摩，揉按完每隻指頭後，再輕輕的扭轉每隻指頭。在按壓的同時，要記得托住手腕關節。

❷ 最後，很輕柔的捏按每隻手指甲的根部。

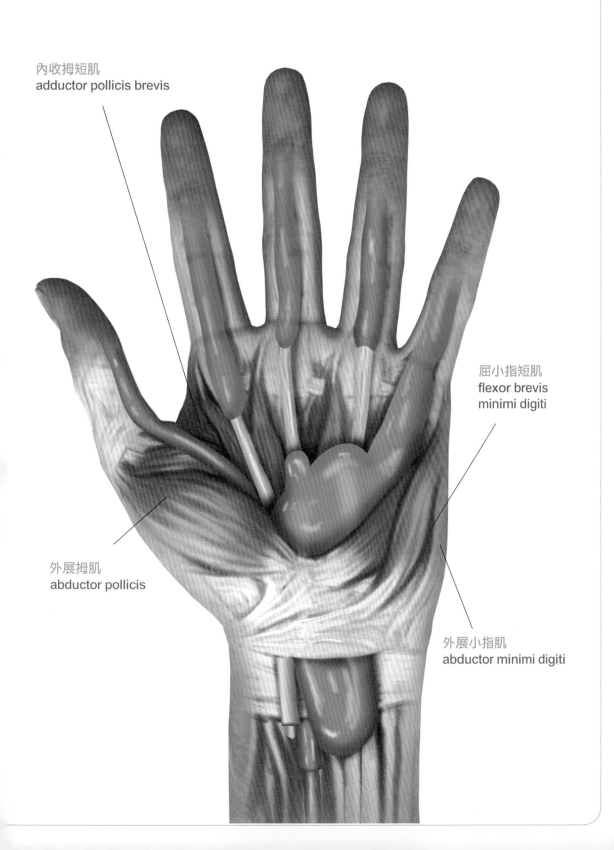

內收拇短肌
adductor pollicis brevis

屈小指短肌
flexor brevis
minimi digiti

外展拇肌
abductor pollicis

外展小指肌
abductor minimi digiti

Chapter 05 ▸

頭部

　　頭部是全身按摩的最後一站。在此章節中，我們會先從頸部開始按起，多數人的頸部肌肉或多或少都會有緊繃的現象，再從頸部換到臉部，再換到頭頂的部位。最後，在快接近結束的階段時，書中有些建議提供你如何做個完美又令人心滿意足的按摩結尾。

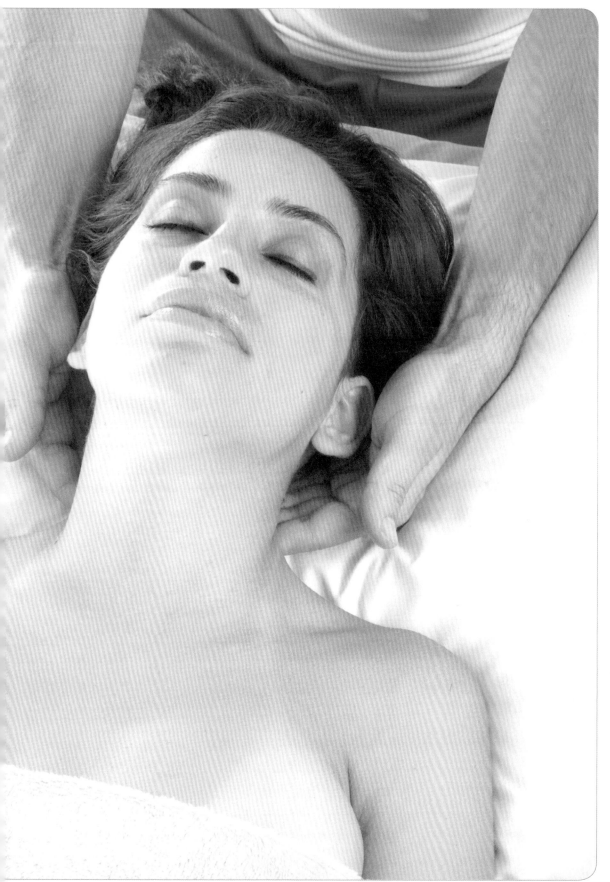

頸部 I.

　　大多數人的頸部都會有些許的緊繃，當脖子的肌肉很緊時，就容易造成緊張性頭痛，頸部肌肉緊繃可能來自壓力，打電腦的坐姿不良，或甚至是以奇怪的姿勢睡覺。經常按摩這個區塊，對於解除這些問題有很大的作用。

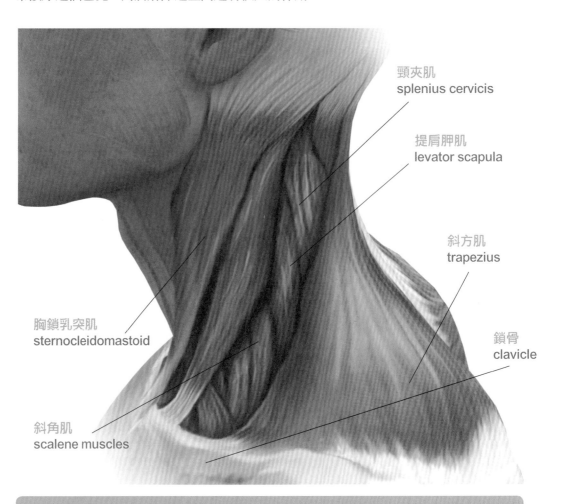

頸夾肌
splenius cervicis

提肩胛肌
levator scapula

斜方肌
trapezius

鎖骨
clavicle

胸鎖乳突肌
sternocleidomastoid

斜角肌
scalene muscles

警語　│　頸部區域有豐富的神經和血管，所以按摩時必須格外小心。

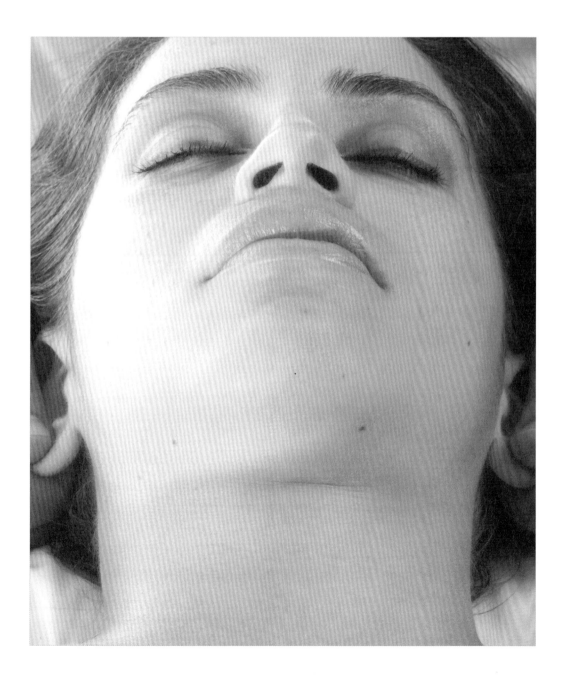

頸部 II.

① — ②

按摩開始前,將手輕輕握拳,放在胸鎖乳突肌(sternocleidomastoid,簡稱SCM)後方。輕柔的按壓,從耳下按到上肩膀的地方。

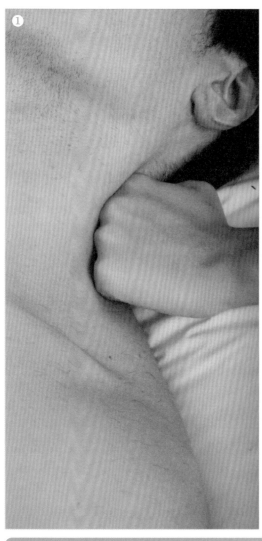
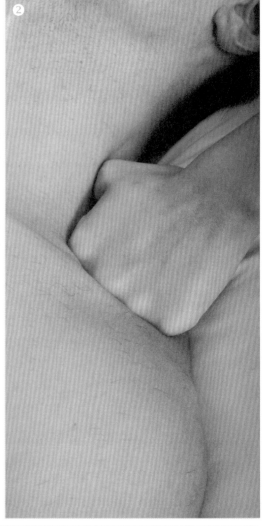

| 警語 | 當你用此手法在按摩肩膀時,被按摩者通常會要你按大力一點,但千萬不要照作,尤其是被按者已超過五十五歲,因為這可能會鬆動通往腦部的動脈斑塊。 |

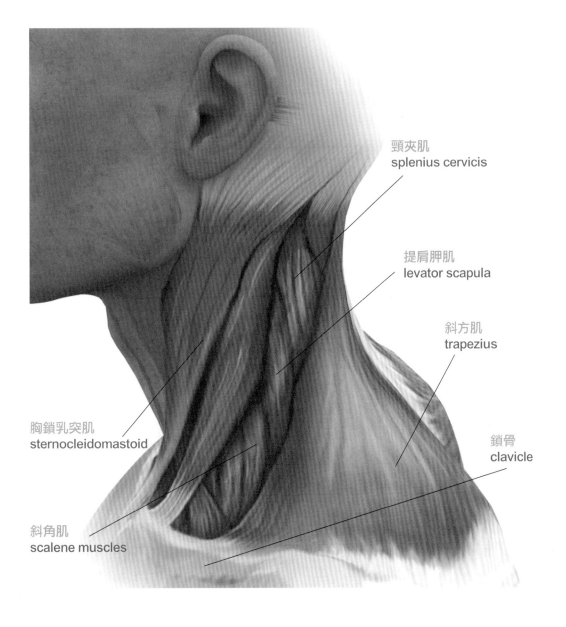

頸夾肌
splenius cervicis

提肩胛肌
levator scapula

斜方肌
trapezius

胸鎖乳突肌
sternocleidomastoid

鎖骨
clavicle

斜角肌
scalene muscles

頸部 Ⅲ.

① — ②

重複剛才同樣的動作，但這時候稍微鬆開拳頭，換成運用手關節來按摩。在相同的地方，也就是胸鎖乳突肌（SCM）上做揉壓。

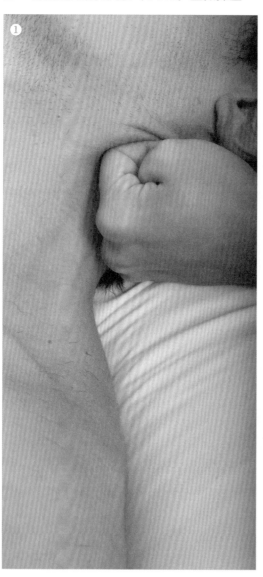

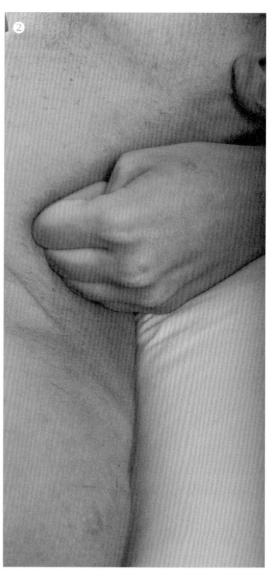

③ — ⑤
再來換成大拇指和食指中間的虎口來推壓，在相同的部位重複剛才的按摩動作。

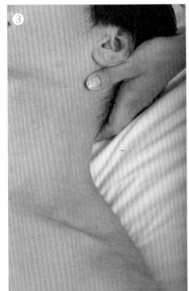
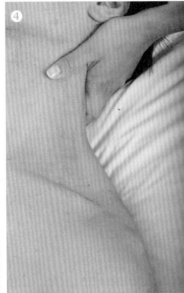
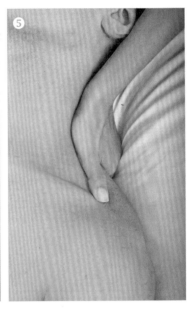

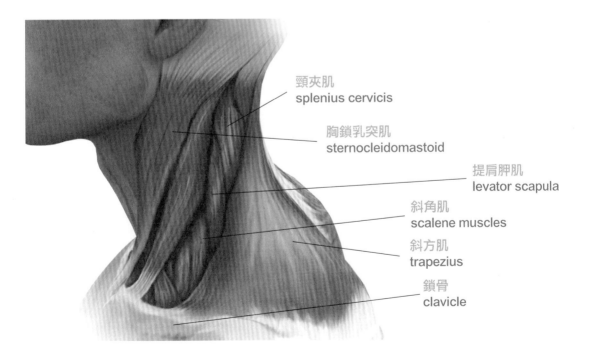

頸夾肌
splenius cervicis

胸鎖乳突肌
sternocleidomastoid

提肩胛肌
levator scapula

斜角肌
scalene muscles

斜方肌
trapezius

鎖骨
clavicle

臉部 I.

我們大部分都不知道臉上的肌肉其實是很痠痛的，直到按摩到這部位時，你才會發現原來臉部肌肉這樣痠痛。臉部共有四十三束肌肉，按摩這些肌肉可降低緊繃感，增加臉部的循環。有些人認為經常按摩臉部可減少皺紋，讓皮膚看起來更年輕。即使不談這樣的優點，臉部按摩都是非常舒服愉快的一件事。

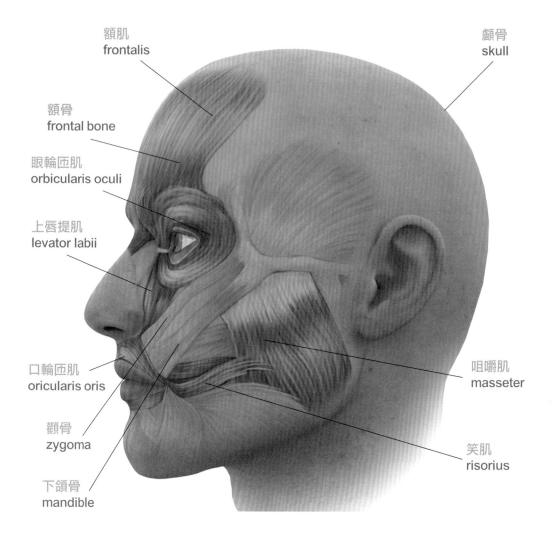

額肌
frontalis

顱骨
skull

額骨
frontal bone

眼輪匝肌
orbicularis oculi

上唇提肌
levator labii

口輪匝肌
oricularis oris

咀嚼肌
masseter

顴骨
zygoma

笑肌
risorius

下頜骨
mandible

在開始按摩臉部前，記得先用消毒洗手乳或是直接用清水洗手，需記得，剛剛你才進行過足部按摩。

有些人不介意臉上抹上按摩油，但有些人也許臉部比較容易出油，所以並不喜歡再塗抹其它東西，要按摩前，先詢問過被按摩者的意見。

也要記得，在按摩臉部和頭部時，你的雙手會放在他的頭髮上，要先問過是否介意頭髮上會沾染到些許的按摩油。

在按摩臉部前，先口頭輕聲告知，以避免你的雙手突然放在他臉上時，讓他受到驚嚇。

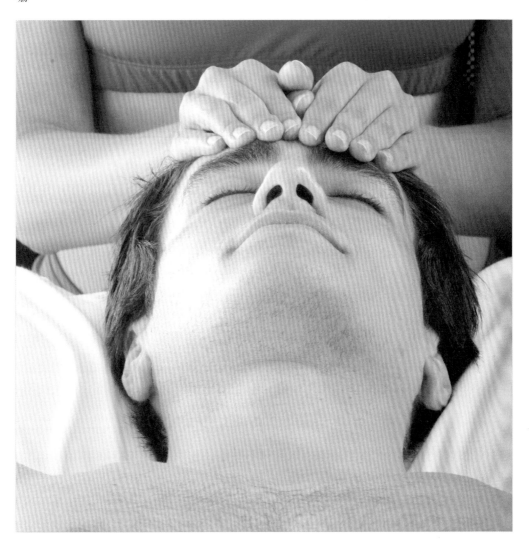

臉部 II.

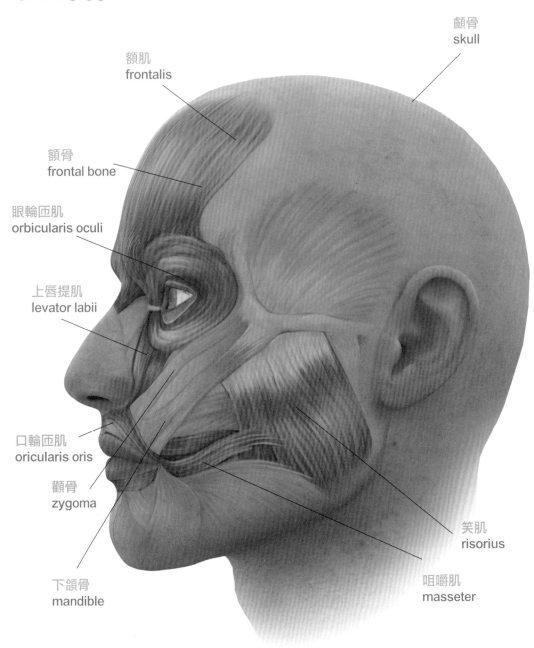

顧骨
skull

額肌
frontalis

額骨
frontal bone

眼輪匝肌
orbicularis oculi

上唇提肌
levator labii

口輪匝肌
oricularis oris

顴骨
zygoma

下頜骨
mandible

笑肌
risorius

咀嚼肌
masseter

❶ — ❷

將手指輕輕的放在前額上,輕緩的從額頭滑推到太陽穴,重複同樣的動作。

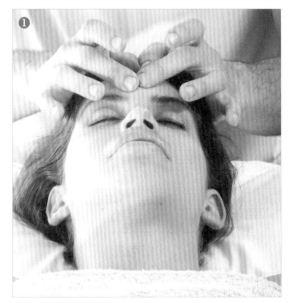

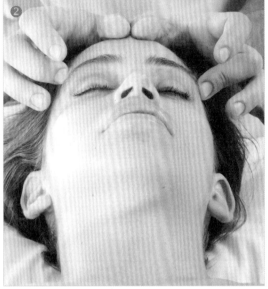

❸ 持續同樣的按摩動作,但是這一次,從額頭往太陽穴,再一路滑推到耳朵。重複同樣的動作數次。

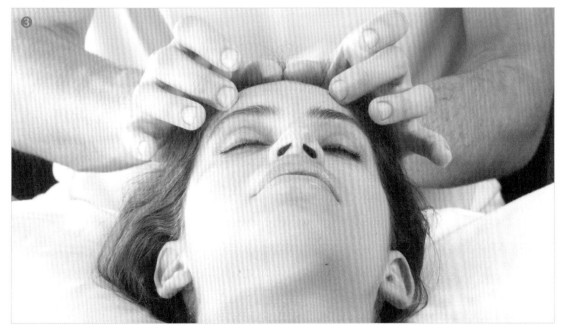

臉部 III.

① —— ② 現在將拇指放在前額上。循序漸進前後來回按壓。

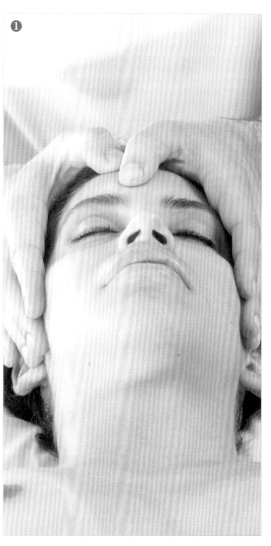 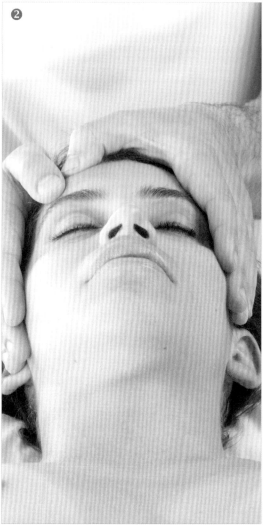

警語 | 要注意不可將手指放在被按者的眼窩上。

❸ 再來將中指放在眉毛的前端。將手指頭從鼻樑向下滑按,再從眼睛
往太陽穴的地方按過去。當按到太陽穴時,輕輕的按摩這個部位。

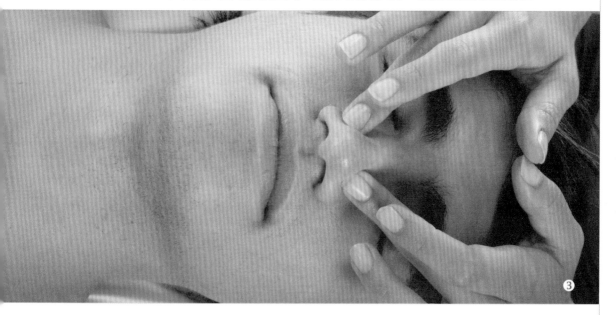

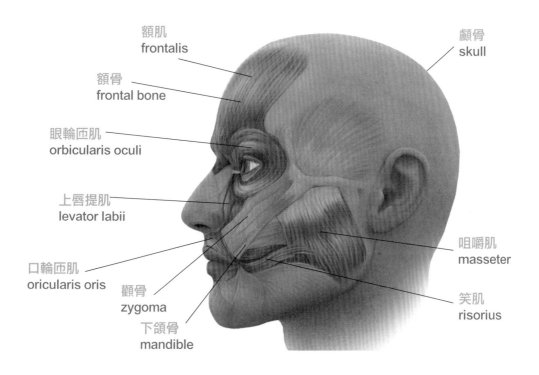

額肌
frontalis

顱骨
skull

額骨
frontal bone

眼輪匝肌
orbicularis oculi

上唇提肌
levator labii

咀嚼肌
masseter

口輪匝肌
oricularis oris

顴骨
zygoma

下頜骨
mandible

笑肌
risorius

臉部 IV.

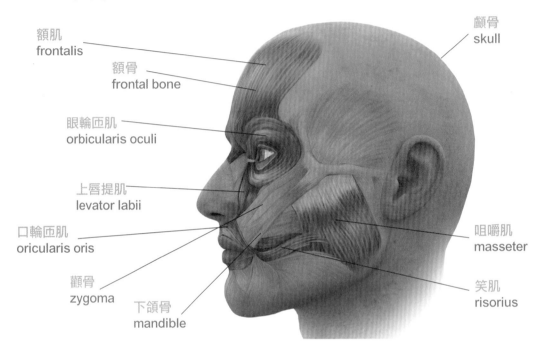

額肌
frontalis

額骨
frontal bone

眼輪匝肌
orbicularis oculi

上唇提肌
levator labii

口輪匝肌
oricularis oris

顴骨
zygoma

下頜骨
mandible

顱骨
skull

咀嚼肌
masseter

笑肌
risorius

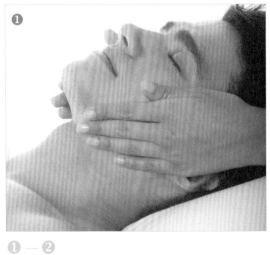

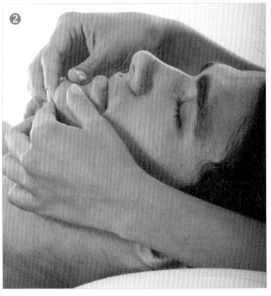

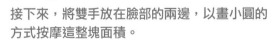

❶ — ❷
接下來,將雙手放在臉部的兩邊,以畫小圓的
方式按摩這整塊面積。

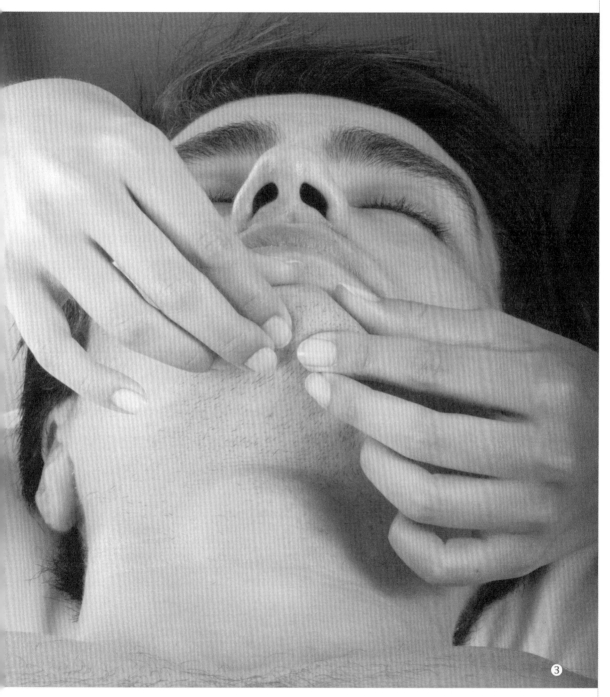

❸

❸　之後，用手指輕輕的按捏下巴。

臉部 V.

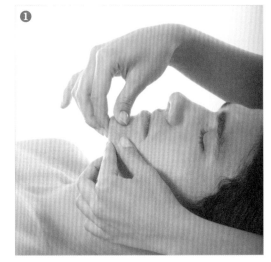

❶ — ❷

輕輕的捉提下頜，小心的沿著下巴的邊緣捏，
捏到接近耳朵的地方即可。

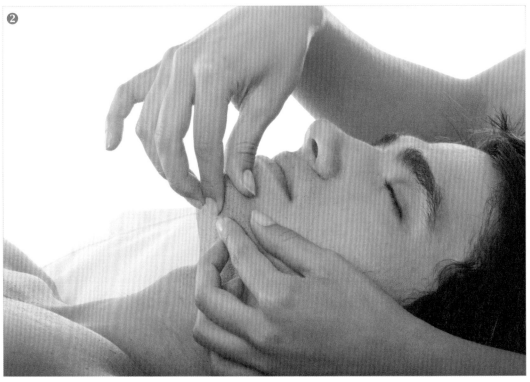

❸ — ❹

現在將拇指放在臉頰骨上，其它四隻手指放在下巴下方，按摩此部位下面的肌肉。僅在喉嚨周圍施加很小的壓力，以免造成傷害。

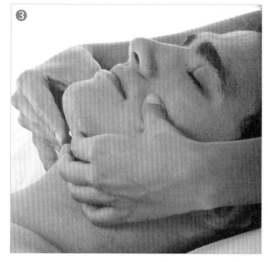

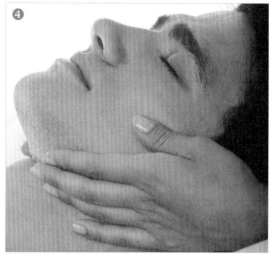

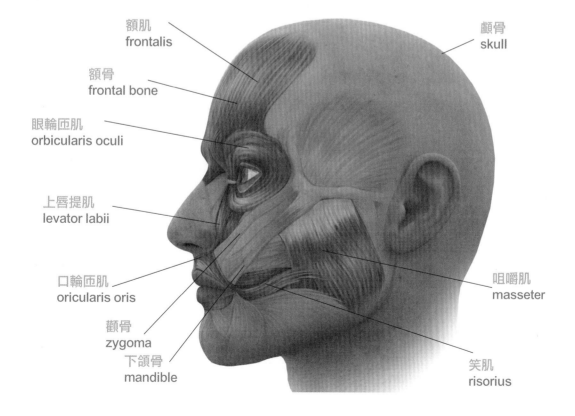

額肌
frontalis

額骨
frontal bone

眼輪匝肌
orbicularis oculi

上唇提肌
levator labii

口輪匝肌
oricularis oris

顴骨
zygoma

下頷骨
mandible

顱骨
skull

咀嚼肌
masseter

笑肌
risorius

臉部 VI.

① 雙手放置在同樣的部位，輕柔的從眼睛內部往臉頰骨的下方撫按。這樣的手法能夠按到竇道（頭部任何骨頭內連接到鼻子內部的空間，均稱為竇），清動裡面的體液。

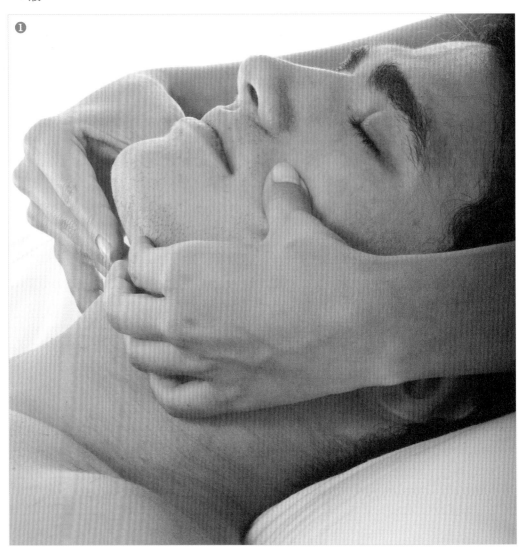

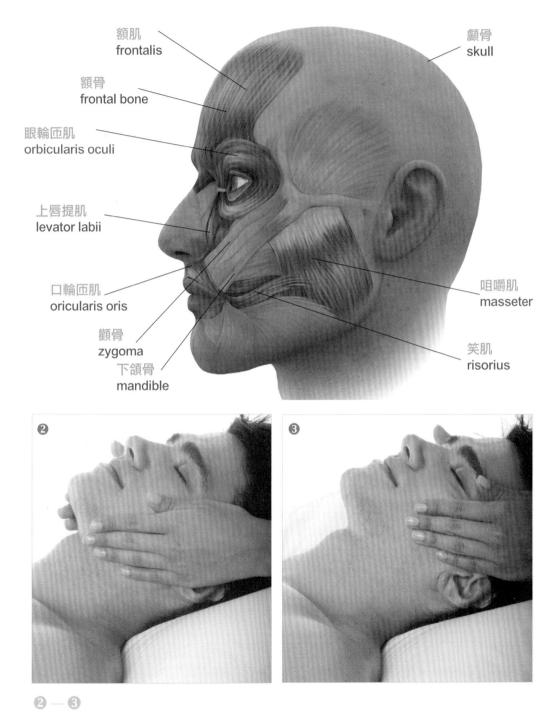

額肌
frontalis

顱骨
skull

額骨
frontal bone

眼輪匝肌
orbicularis oculi

上唇提肌
levator labii

口輪匝肌
oricularis oris

顴骨
zygoma

下頜骨
mandible

咀嚼肌
masseter

笑肌
risorius

❷ — ❸

接下來，將手放在兩邊的臉頰輕輕按壓。

臉部 VII.

❶ — ❷ 以按揉耳垂做為臉部按摩的結束。抓住耳垂的地方，往上揉按到頂端。

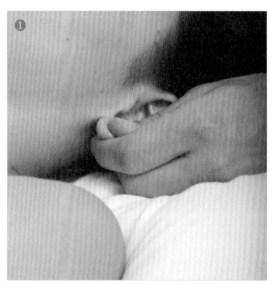

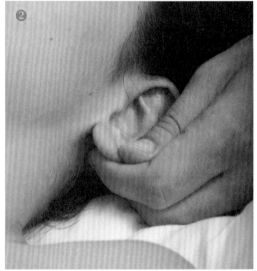

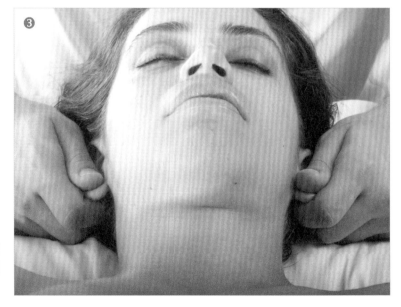

❸ 最後，握緊兩邊的
耳垂，將它們溫和
的拉扯。

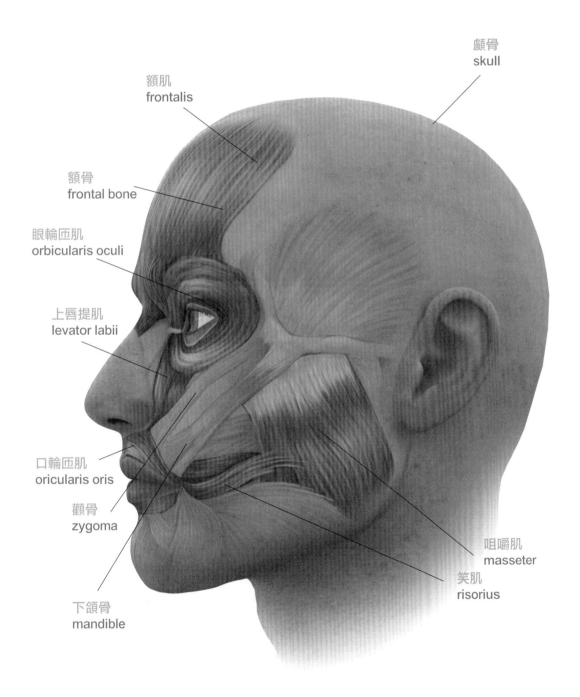

顱骨
skull

額肌
frontalis

額骨
frontal bone

眼輪匝肌
orbicularis oculi

上唇提肌
levator labii

口輪匝肌
oricularis oris

顴骨
zygoma

下頜骨
mandible

咀嚼肌
masseter

笑肌
risorius

頭部 I.

每個人都有洗頭經驗,因此都知道頭部按摩的舒服感。只要你掌握按摩的技巧,就不用到美容院排隊洗頭了。

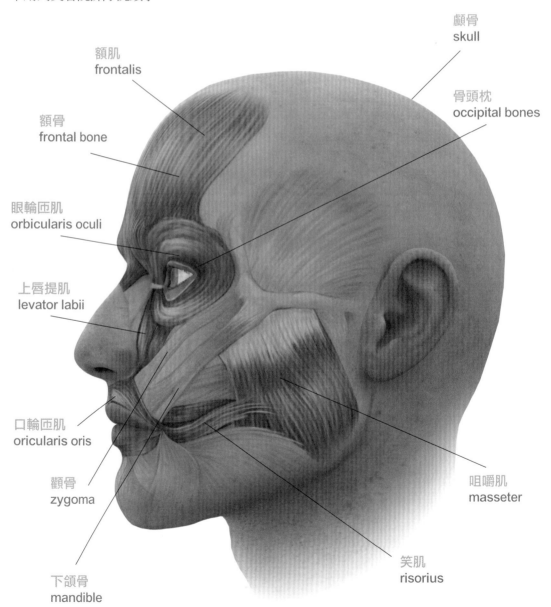

顱骨
skull

骨頭枕
occipital bones

額肌
frontalis

額骨
frontal bone

眼輪匝肌
orbicularis oculi

上唇提肌
levator labii

口輪匝肌
oricularis oris

顴骨
zygoma

咀嚼肌
masseter

笑肌
risorius

下頜骨
mandible

❶ — ❷

如圖所示，將手指放在頭皮上，運用拇指
沿著頭骨的中線，從美人尖往後開始按到
底，以自己手指能達到的舒適程度為止。

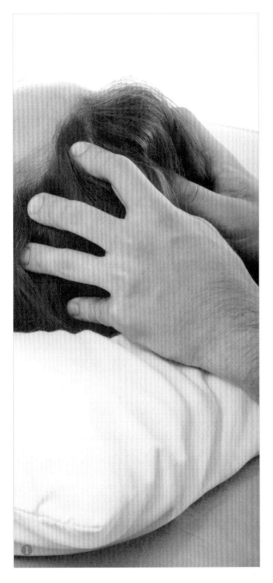

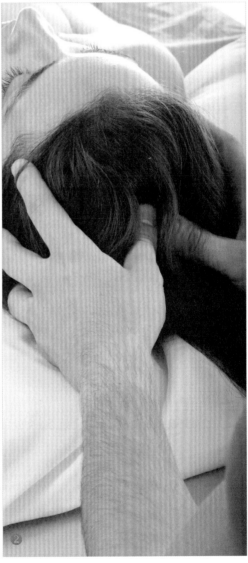

頭部 II.

以畫小圓的方式按摩完整個頭皮，就像平常洗頭的方式。

按摩完之後，你要留意被按摩的人現在是處在非常放鬆的狀態。所以不要馬上將燈打開或是拉起窗簾。你要讓他知道整個按摩療程已經結束，幫他倒一杯水或是茶。給他幾分鐘獨處的時間，讓他自己在想坐起來時再起身。

在長時間的按摩療程結束後，被按摩者在剛站起身時，可能會有點站不穩，因此可稍微提醒他起身時要慢一點。

保持房間安靜，可以讓按摩的放鬆效果持久一點，這時大聲的談話，或是觀賞喜劇片就不太適合。按摩完後的數小時，不要進行太過高亢的活動。

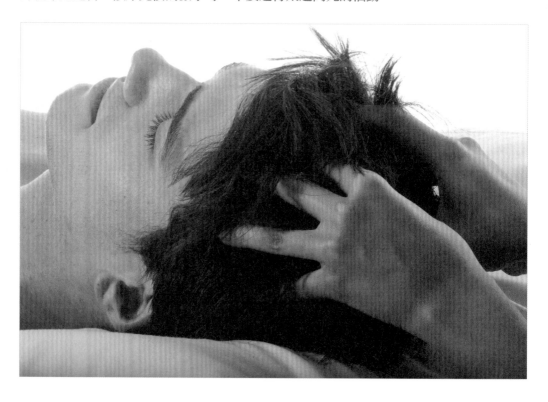

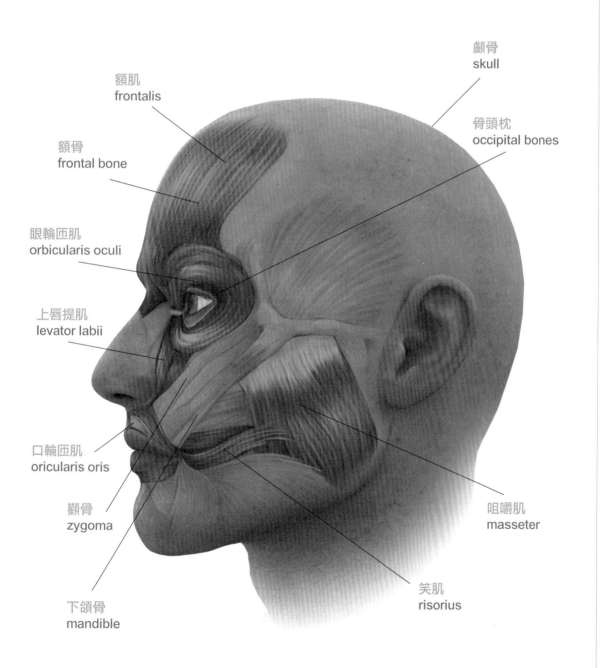

額肌
frontalis

顱骨
skull

額骨
frontal bone

骨頭枕
occipital bones

眼輪匝肌
orbicularis oculi

上唇提肌
levator labii

口輪匝肌
oricularis oris

顴骨
zygoma

咀嚼肌
masseter

下頜骨
mandible

笑肌
risorius

短程特定部位按摩 ▶

　　本書所介紹的按摩，美好的地方就是在多功能又具變通性。如果時間不夠進行全身按摩的話，你可選擇其中一段較短的按摩步驟，但仍舊可以使人重新恢復旺盛的精神。

適合經常
使用電腦
的按摩

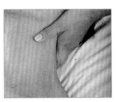 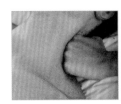 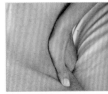

頸部 p130 - p135

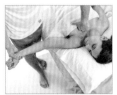 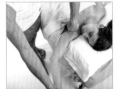 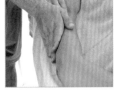 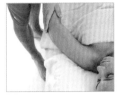 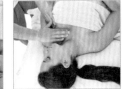

手臂和肩膀 p106 - p119

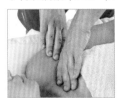 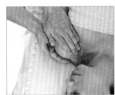 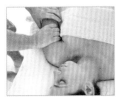 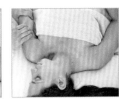

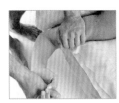 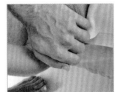 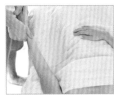 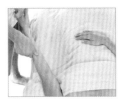 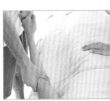

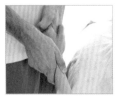 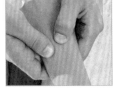 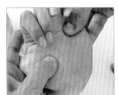 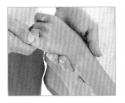 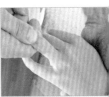

手部 p120 - p127

放鬆上半身緊繃的按摩

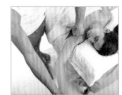
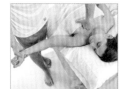
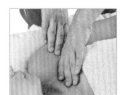
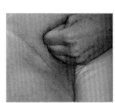

肩膀 p106 - p117

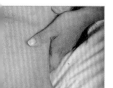
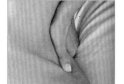
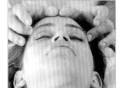
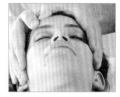
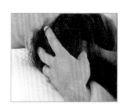

頸部 p130 - p135

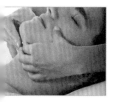
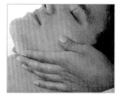
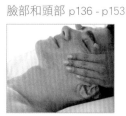
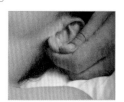

臉部和頭部 p136 - p153

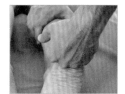
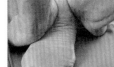
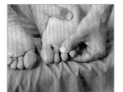
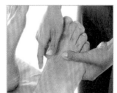

舒緩雙腿和足部的按摩

腿和足部 p56 - p85

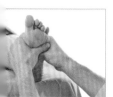
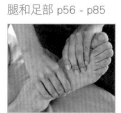
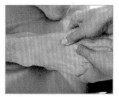
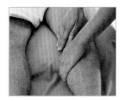
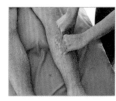

詞彙表 ▶

Anterior
位於身體部位的前側

Effleurage
輕撫法，亦稱滑撫法，瑞典式按摩其中的一項按摩手法。滑撫法在法語即為「輕撫」或是「掠過」，此為輕柔滑撫的手法技巧，可在按摩療程開始前，放鬆身體和組織。在按摩身體每個部位前均可利用滑撫法。

Friction
摩擦法，為瑞典式按摩中最深層的按法。是以深層的圓形動作，在肌肉上按摩以分解傷疤組織，以及促進血液循環。

Medridians
身體經絡，依據傳統中醫理論，經絡是能量流通整個身體的通道脈絡。

Neutral position (spine)
站直時，脊椎位於中立位置，脊椎看起來像 S 的型狀，從側面看會發現這是因為下背的脊椎前凸。

Petrissage
壓捏法，在瑞典式按摩中，壓捏法就是用大一點的力量，來回在肌肉上揉捏。

Posterior
位於身體部位的後側。

Medial
中間的，位於或是延伸到身體的中間。

Lateral
側面。

Scapula
肩胛（骨）

拉丁詞彙表 ▶

接下來的語彙表，為身體肌肉解剖學中，拉丁專有名詞的解釋。某些字的字源是來自希臘文，會在每個例子中註明。

UPPER LEG 大腿

Vastus lateralis
股外側肌，Vastus 意指「大，巨大」，lateralis 意指「側面」

Vastus medialis
股內側肌，Vastus 意指「大，巨大」，medialis 意指「內側」

Vastus intermedius
股中間肌，Vastus 意指「大，巨大」，intermedius 意指「中間」

Rectus femoris
股直肌，rectus 字源為 rego，意指「直，直立的」，femur 意指「大腿」

Adductor longus
內收長肌，adductor 字源為 adducere，意指「收縮」，longus 意指「長」

Adductor magnus
內收大肌，adductor 字源為 adducere，意指「收縮」，magnus 意指「大，主要」

Gracilis
股薄肌，gracilis 意指「薄，纖細的」

Tensor fasciae latae
闊筋膜張肌，tensor 字源為 tenere，意指「拉長，伸展」，fasciae 意指「彎曲」，latae 意指「放下」

Biceps femoris
股二頭肌，biceps 意指「雙頭」，femur 意指「股，大腿」

Semitendinosus
半腱肌，semi 意指「一半」，tendo 意指「腱」

Semimembranosus
半膜肌，semi 意指「一半」，membrum 意指「肢；臂；腿；翼；翅膀」

Sartorius
縫匠肌，字源為 sarcio，意指「修理，修繕」

LOWER LEG 小腿

Gastrocnemii
腓腸肌，字源來自希臘 gastroknemia，意指「小腿肚」，拉丁字尾

Soleus
比目魚肌，字源為 solea，意指「涼鞋」

Tibialis posterior
脛後肌，字源為 tibia，字義為「牧笛」，posterior 意指「接著之後」

Tibialis anterior
脛前肌，字源為 tibia，字義為「牧笛」，ante 意指「之前」

Peroneii
腓骨長肌，字義為「腓骨」

Flexor hallucis
屈拇短肌，字源為 flectere，意指「彎曲」，hallex 意指「大腳趾」

Extensor hallucis
伸拇長肌，字源為 extendere，意指「伸展」，hallex 意指「大腳趾」

Obturator externus
閉孔外肌，字源來自 obturare，意指「阻擋，阻礙」，externus 意指「朝外面的，表面的」

Obturator internus
閉孔外肌，字源來自 obturare，意指「阻擋，阻礙」，internus 意指「在裡面，在 之內」

Pectineus
恥骨肌，字源為 pectin，意指「梳子，梳理」

Superior gemellus
上孖肌，字源為 super，意指「上面，更多更大」，geminus 意指「成雙的」

Inferior gemellus
下孖肌，字源為 inferus，意指「下面」，geminus 意指「成雙的」

Piriformis
梨狀肌，字源為 pirum，意指「梨子，梨形」

Quadratus femoris
股方肌，字源為 quadratus，意指「四方形，長方形」，femur 意指「大腿」

HIPS 臀部

Gluteus medius
臀中肌，字源來自希臘文 gloutos，意指「臀部」拉丁字尾，medius 意指「中間」

Gluteus maximus
臀大肌，字源來自希臘文 gloutos，意指「臀部」拉丁字尾，maximus 意指「最大」

Gluteus minimus
臀小肌，字源來自希臘文 gloutos，意指「臀部」拉丁字尾，minimus 意指「最小」

Iliopsoas
髂腰肌，為三個肌肉群－腰大肌，腰小肌以及髂肌的組合，字源為 ilia，髂骨（ilium）的變形字，意指「腹股溝；鼠蹊」，希臘字源 psoa，意為「腹肌」

Iliacus
髂肌，字源為 ilia，髂骨（ilium）的變形字，意指「腹股溝；鼠蹊」

TORSO 軀幹

Transversus abdominis
腹橫肌，transversus 意指「橫跨於」，abdomen「腹部，肚子」

Rectus abdominis
腹直肌，rectus，字源為 rego，意指「直，直立的」，abdomen「腹部，肚子」

Obliquus internus
腹內斜肌，obliquus 意指「不直，傾斜」，internus 意指「在裡面，在 之內」

Obliquus externus
腹外斜肌，obliquus 意指「不直，傾斜」，externus 意指「朝外面的，表面的」

Serratus anterior
前鋸肌，字源為 serra，意指「鋸子」，延伸為「鋸形」，ante 意指「在前面」

BACK 背部

Trapezius
斜方肌，字源來自希臘文 trapezion，字義為「小桌子」

Rhomboid
長菱形肌，字源來自希臘文 rhembesthai，意指「快速旋轉」

Latissimus dorsi
闊背肌，latus 意指「寬的；寬闊的」，dorsum 意指「背部」

Erector spinae
豎脊肌，字源為 erectus，意指「直立」，spina 意指「刺，荊棘」

Quadratus lumborum
腰方肌，quadratus 意指「四方形，長方形」，lumbus 意指「腰部；後腰」

CHEST 胸部

Pectoralis (major and minor)
胸大肌，胸小肌，字源為 pectus，字義為「雞胸」

Coracobrachialis
喙肱肌，字源來自希臘文 korakoeides，字義為「像烏鴉一般」，brachium 意指「手臂」

SHOULDERS 肩膀

Deltoid (anterior, posterior, and medial)
三角肌（前側，後側以及中間），希臘字源 deltoeides，意指「三角洲形狀」

Supraspinatus
棘上肌，supra 意為「在上面」，spina 意指「刺，荊棘」

Infraspinatus
棘下肌，infra 意為「在下面」，spina 意指「刺，荊棘」

Subscapularis
肩胛下肌，sub 意指「之下」，scapulae 意思為「肩膀，肩胛骨」

Teres (major and minor)
圓肌（大圓肌，小圓肌），teres 意指「圓」

Levator scapulae
提肩胛肌，字源為 levare，意指「提起，提高」，scapulae 意思為「肩膀，肩胛骨」

UPPER ARM 上臂

Biceps brachii
肱二頭肌，biceps 意為「雙頭」，brachium「手臂」的意思

Triceps brachii
肱三頭肌，triceps 意為「三頭」，brachium「手臂」的意思

Brachialis
肱肌，brachium「手臂」的意思

LOWER ARM 下臂

Brachioradialis
肱橈肌，brachium 意指「手臂」，radius 意指「輪輻」（橈骨位於下臂，從手肘到手腕間，兩段骨頭中較短的骨頭，和大拇指同一邊。）

Extensor carpi radialis
橈側伸腕肌，字源為 extendere，意指「彎曲」，carpi 字源來自希臘文 karpos，意指「手腕」，radius 意為「輪輻」

Flexor carpi radialis
橈側屈腕肌，字源為 flectere，意指「彎曲」，carpi 字源來自希臘文 karpos，意指「手腕」，radius 意為「輪輻」

Extensor digitorum
伸指肌，字源為 extendere，意為「拉長」，digitus 意思是「手指，腳趾」

Flexor digitorum
屈指肌，字源為 flectere，意指「彎曲」，digitus 意思

NECK 脖子

Sternocleidomastoid
胸鎖乳突肌，來自希臘字源 sternon，意思為「胸部」，希臘字源 kleis，意為「鑰匙」，希臘字源 mastoeides，意思為「狀似乳房」

Scalenes
斜角肌，希臘字源為 skalenos，意思為「不相等」

Splenius
夾肌，希臘字源 splenion，意指「石灰尼，補丁」

可用資源 RESOURCES ▶

參考書目

書籍名稱　Introduction to Massage Therapy
作　　者　Braun, Mary Beth and Stephanie J. Simonson.
出 版 社　Philadelphia（費城）：Lippincott Williams & Wilkins, 2007

書籍名稱　The Massage Book: 25th Anniversary Edition.
作　　者　Downing, George
出 版 社　New York（紐約）：Random House, 1998

書籍名稱　The Book of Massage: The complete Step-by-Step Guide to Eastern and
　　　　　　Western Technique.
作　　者　Lidell, Lucinda
出 版 社　Fireside, 2001

網　站

American Massage Therapy Association
http://www.amtamassage.org/
按摩治療師的專業聯盟網站；也提供消費者有關按摩的延伸專題。

Best Massage
http://www.bestmassage.com
攜帶式按摩桌、固定式按摩桌，以及其它按摩配備，包含按摩桌的桌布、墊枕及 DVD、相關書籍、音樂等。

Core Products
http://www.coreproducts.com
按摩靠枕、墊枕，以及用於懸掛按摩油、按摩乳液的腰間皮套。

Gaiam
http://www.gaiam.com
衣服、設備，以及適用於按摩、瑜珈和健身的資料。

Massage King
http://www.massageking.com
適用於居家使用的按摩桌、禮物以及配備工具。

Massage Warehouse
http://www.massagewarehouse.com
各式各樣的按摩產品，尤其是芳香療法的產品（精油、調配精油、液體噴霧、噴劑、蠟燭），按摩設備（桌子、椅子、桌邊配備、工具等）以及音樂。

Omstream
https://www.yogadownload.com/Music/OmStream.aspx
可下載適合按摩和瑜珈的音樂

One Touch Massage
https://onetouchmassage.com/
按摩設備（按摩桌、墊枕、枕頭、床單、亞麻織品、椅子、凳子等），以及按摩工具和補及品（乳液和按摩油）。

Sequoia Records
http://www.sequoiarecords.com
音樂適用於放鬆、冥想、瑜珈、休閒健身。

感謝和讚揚 ▶

除了下面列舉之照片以外，本書中所有照片均為
強納生·柯林（Jonathan Conklin）所拍攝。

008　vnlit ／ Shutterstock

009　麥特·安東尼歐／ Shutterstock

011　Night and Day Images ／ Shutterstock

011　傑可·葛畢西克／ Shutterstock

013　卡納·皮柏／ Shutterstock

015　伊古納·伊利納／ Shutterstock

015　薇薇安莫／ Shutterstock

016　GG 圖像／ Shutterstock

061　柏克斯／ Shutterstock

087　沃夫岡·安瑞／ Shutterstock

108　安納特利·胡朵彬

Shutterstock ／全美第一大圖片庫，簡稱 SS

照片模特兒／莫妮卡·歐朵耐斯，羅蘭·塞吉
插圖／赫克托·艾拉／印度 3 D Labz 動畫公司